MANUALES
PARA LA SALUD

MASAJES PARA BEBÉS Y NIÑOS

Técnicas de masaje suave para potenciar
una profunda comunicación con tu hijo

Margarita Klein

ONIRO

Nota: Este libro debe interpretarse como un volumen de referencia, no como un manual de medicina. La información que contiene está pensada para ayudarle a tomar decisiones adecuadas respecto a la salud y bienestar de su hijo. Ahora bien, si sospecha que el niño tiene algún problema médico, la autora y el editor le recomiendan que consulte a un profesional de la salud.

Título original: *Schmetterling und Katzenpfoten: Sanfte Massagen für Babys und Kinder*

Publicado en alemán por Ökotopia Verlag

Traducción de J. A. Bravo

Diseño de cubierta: Valerio Viano

Fotografías de cubierta e interiores: Horst Lichte

Distribución exclusiva:
Ediciones Paidós Ibérica, S.A.
Mariano Cubí 92 – 08021 Barcelona – España
Editorial Paidós, S.A.I.C.F.
Defensa 599 – 1065 Buenos Aires – Argentina
Editorial Paidós Mexicana, S.A.
Rubén Darío 118, col. Moderna – 03510 México D.F. – México

© 1999 Ökotopia Verlag, Münster

© 2001 exclusivo de todas las ediciones en lengua española:
Ediciones Oniro, S.A.
Muntaner 261, 3.º 2.ª – 08021 Barcelona – España
(oniro@edicionesoniro.com - www.edicionesoniro.com)

ISBN: 84-95456-66-4
Depósito legal: B-27.893-2001

Impreso en Hurope, S.L.
Lima, 3 bis – 08030 Barcelona

Impreso en España – *Printed in Spain*

Para Lena y Marieke

Cada uno,
cada ser creado,
está unido a otro,
otro le sostiene.

Hildegard von Bingen

Índice

Capítulo 4: Masajes que curan y calman   69

Capítulo 5: El trasfondo   89

Prólogo

Nos sentíamos jubilosos en vísperas del nacimiento de nuestra primera hija, hace 18 años, cuando mi compañero me regaló un libro de Frédérick Leboyer. La familiaridad y los delicados sentimientos que expresaba el texto me conmovieron profundamente, y la seguridad y serenidad de esa madre me causaron impresión. No veía llegado el momento... Y después, el primer contacto tras un tormentoso parto. Emoción en esa primera mirada a los ojos profundamente azules de mi hija. Y asombro: naturalmente, la recién nacida tenía un aspecto bien diferente del que yo había imaginado. Otra cosa inolvidable: su piel sobre la mía. La mirada fue también un poco extraña, escrutadora. Pero el contacto, ese cuerpo diminuto sobre mi barriga y no dentro como antes, la suavidad de la espalda bajo mis manos: lo sentía por primera vez pero fue como si lo hubiese conocido siempre. Un reconocimiento mutuo.

Tocar, acariciar, dar masaje pronto pasaron a ser elementos importantes de nuestra convivencia, justamente para el período más difícil, cuando esa vida reciente colgaba de un hilo. Para ella fue tranquilidad, calor, alimento, y consuelo para mí o, mejor dicho, para nosotros. Puse todo mi amor en esos contactos, para que se fortaleciese aquella criatura delicada y saliese adelante, infundiéndole valor. Y fueron mis manos las primeras en saber que lo habíamos conseguido, que se quedaría con nosotros, que tenía voluntad de vivir.

Dos años más tarde nació la segunda. ¡Qué diferencia! Pletórica de fuerza y energía desde el primer momento. Centrada en sí misma, descansaba y sólo de vez en cuando abría las rendijas de los ojos. La piel, lozana y robusta, invitaba a otra clase de contactos más enérgicos, a tocarla vigorosamente.

Durante los años siguientes mi compañero y yo recogimos muchas experiencias sobre el significado y la eficacia del tacto. Naturalmente, los masajes siguieron formando parte de nuestra vida en común. Al principio, el masaje infantil, luego los juegos sobre la piel combinados con cuentos breves; los masajes paliativos de indisposiciones menores, y el más agradecido, el masaje cotidiano que ayuda a conciliar el sueño a la hora de acostarse. Todo ello sin complicaciones, de la manera más sencilla. Las cálidas manos de papá y los contactos con mamá difundían bienestar, diversión o bien tranquilidad y sosiego. Pronto las niñas empezaron a desarrollar sus preferencias y pidieron determinados tipos de masaje a determinadas horas del día.

Con esto no quiero dar a entender que nuestra vida familiar sea un idilio permanente de armonía y sonrisas. Tenemos nuestras discusiones como todo el mundo; tenemos nuestras fatigas, nuestras enfermedades y nuestras preocupaciones. Hoy creo que nuestros ritos de masaje contribuyeron a reunirnos después de cada una de esas vicisitudes, que los inevitables agravios mutuos fueron así más llevaderos y quedaron olvidados más pronto.

Las dos niñas se han hecho ya mujeres. En su trato entre ellas, con nosotros y con sus amistades reconozco, y es una alegría para mí, algunas de las cualidades que nos propusimos desarrollar juntos. Veo la capacidad para comunicarse por medio del tacto, de procurar bienestar a otras personas y pasar un buen rato. Despertar y mantener esa alegría del propio cuerpo ha sido para mí una de las metas principales de mi trabajo como consejera familiar. En cuanto comadrona y terapeuta familiar, así como en mis cursillos para profesionales, he tenido numerosas oportunidades de hacerlo y las he disfrutado. Y quiero transmitir algo de eso a mis estimados lectores por medio de este libro.

Mis experiencias personales con nuestras hijas y con mi compañero fueron iniciación y fundamento de mis conocimientos sobre el masaje. En la busca de maestros que me ayudaran a pro-

fesionalizarme conocí a Eva Reich, que me enseñó el masaje de la mariposa. De ella aprendí también a conocer el flujo de las energías corporales como un hecho elemental y verificable.

Alena Maria Schneider me participó la eficacia terapéutica del qigong y el shiatsu, así como los secretos de la fuerza que reside en la inmovilidad.

Gila Heckel me enseñó el poder de las visualizaciones y me ayudó a aprovecharlas para descubrir y realizar sueños vitales.

Por su colaboración en este libro quedo en deuda con las personas siguientes:

- Bernard Schön, del lectorado editorial, que despertó mi afición a escribir y me estimuló con paciencia durante todo el proceso de gestación y realización del libro.
- Maritta Schoepe, Susanne Köpke y sobre todo mi compañero Jochen Klein, que leyeron las pruebas con atención y creatividad.
- El psicólogo y fisioterapeuta Thomas Harms, que ha contribuido con un artículo.
- El fotógrafo Horst Lichte, cuya actitud relajada hizo de las sesiones fotográficas una fiesta para todos nosotros.
- Y muy especialmente con los padres y niños que aceptaron con valentía y alegría la aventura de dejarse fotografiar por nosotros.

Invitación para un diálogo de piel a piel

Tocarse mutuamente, rascarse, acurrucarse en el regazo y acariciarse son formas de comunicación que se vienen practicando desde siempre. De ese modo los humanos confirmamos y corroboramos mutuamente nuestras relaciones. Hoy todavía las familias se encuentran en el rito habitual de «espulgarse la piel», tanto más frecuente cuanto más pequeños sean los niños y más contacto corporal necesiten.

A mí me gusta que la gente me cuente los juegos que inventan en la intimidad. Una y otra vez me quedo asombrada ante la fantasía que desarrollan. No hay límites, por lo visto, para la riqueza de la invención.

Recuérdalo tú misma: ¿qué juegos de contacto se practicaban en tu infancia?

¿Tal vez el de dibujar letras con el dedo en la espalda? ¿O jugabais entre hermanos a «pie con pie y cachete con cachete»? En un libro infantil de Friedrich K. Wächter, el autor ha ilustrado con dibujos y descrito en prosa y verso cómo encontraron puntos de contacto un pez, un cerdito y un pájaro. A los lectores se les invita a desarrollar su creatividad.

¿Cómo juegas tú con tu bebé? ¿Le besas los pies? ¿Le haces cosquillas con la nariz en la barriga y le echas el aliento en el ombligo? ¿Le das suaves palmadas en las nalgas? Y si tu hijo es más mayorcito, ¿te lo pones en el regazo para leerle un cuento? ¿Os rascáis la espalda mutuamente? ¿Os agrada jugar entrelazando los dedos? ¿A qué otras reacciones te invitan las criaturas?

Cuando el niño está enfermo, ¿dónde le colocas tus manos? ¿En la frente, quizá, o sobre la barriga? Cuando ves que un ser querido está triste, ¿lo tocas para darle a entender «estoy aquí, a tu lado»?

Los humanos tenemos un gran repertorio de medios para entendernos, además del lenguaje: las miradas, los gestos, el contacto.

Pese a lo dicho, tal vez te preguntes todavía qué falta le hace el masaje a un bebé, o a un niño.

El contacto es necesario para todos

A veces un contacto puede crear un vínculo más profundo entre las personas que muchas palabras. Es como una conversación íntima de piel a piel, y transmite directamente el afecto y la cercanía. La falta de contacto, por el contrario, empobrece a las personas: se sabe que la falta de caricias causa graves retrasos en el desarrollo de los niños, y también los ancianos la acusan. A cualquier edad los humanos florecen, podríamos decir, con la caricia de piel a piel.

Para un estudio a fondo de los efectos del masaje y sus bases teóricas, se hallará en la última parte del libro, páginas 89 y siguientes, un capítulo sobre la piel y su función como órgano de comunicación humana en cuanto delimitación corporal y posibilidad de contacto e intercambio. En él se explica cómo el tacto atento puede estimular en amplitud y profundidad la salud, el bienestar y el crecimiento.

En las páginas 95 y siguientes se incluye una colaboración del psicoterapeuta Thomas Harms, que introduce los fundamentos vegetativos del masaje desde el punto de vista de la teoría bioenergética y en orden a su aplicación en puericultura.

Pero también podemos entrar a conocer directamente esa forma especial de contacto que es el masaje.

El masaje de bebés y niños es un estar juntos íntimo. De la persona mayor reclama, sobre todo, permanecer atenta a las señales del pequeño para adivinar

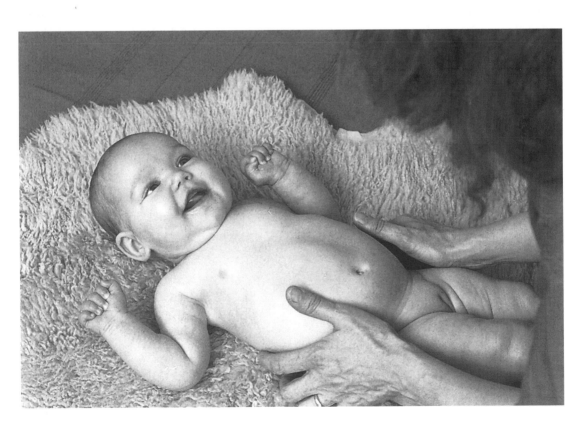

qué es lo que va a gustarle. De esta manera va creándose un lenguaje corporal común; ambos cobran confianza y nace la proximidad. Sumergidos en un flujo común de movimientos, en una experiencia tan beneficiosa para el uno como para el otro, para el mayor que da el masaje y el niño que lo recibe.

El masaje es intercambio, es comunicación mutua, es dar y recibir. En el capítulo 1 exponemos algunas ideas sobre la importancia del masaje, sobre las precauciones en el trato con el niño, sobre ritmo y ritual, y sobre los flujos de las energías.

Si el contacto es un diálogo de piel a piel, entonces unas técnicas de masaje infantil bien meditadas y en parte derivadas del acervo tradicional podrían describirse como una canción que cantan juntos padres e hijos. Con el tiempo la melodía va siendo conocida y todos se alegran desde el momento en que empiezan los preparativos. El aprendizaje de diversas técnicas de masaje confiere a las manos la soltura de quien discurre por caminos que le son familiares; el ritual del masaje transmite sosiego y aplomo. Todo ello va a permitirnos una expresión más amplia de nuestro afecto al niño y de nuestra voluntad de demostrárselo y de contribuir a su desarrollo.

En el capítulo 2 hallarás sugerencias que te facilitarán el placer de un masaje para ti y para tu bebé, presentando dos tipos diferentes de masaje infantil. El método del ala de mariposa es muy suave y especialmente indicado para recién nacidos. Deriva de la terapia bioenergética de Eva Reich.

El masaje para niños procedente de la tradición de la India ha sido difundido en Europa por las publicaciones y las conferencias de Frédérick Leboyer. Se aconseja para bebés de tres meses en adelante.

El masaje para niños es una relación mutua y viva. Con el tiempo verás cómo progresa y se transforma continuamente bajo tus manos. En este sentido las orientaciones se han de entender siempre como sugerencias. Mientras tú y tu hijo estéis a gusto con lo que hacéis, significa que está bien hecho.

A medida que el niño vaya creciendo, a lo mejor querrá seguir recibiendo masaje de esa manera a que está acostumbrado, tal vez al acostarlo o si está indispuesto. Ahora querrá sin duda que el masaje vaya acompañado de algunas palabras, sea en forma de juego, o de relato de un cuento, para lo cual se ofrecen algunos modelos y propuestas en el capítulo 3. Pronto te darás cuenta de que se te ocurren muchas ideas nuevas, ¡deja que tu fantasía y la suya jueguen juntas! La asociación de la palabra hablada con el contacto profundiza la relación, y se pasa un rato ameno al tiempo que pletórico de sentido.

Para las ocasiones en que el pequeño tiene algún malestar, si se queja porque le duele la cabeza o la barriga, en el capítulo 4 se ofrecen una serie de masajes especiales que pueden calmar esas molestias. La curación mediante el tacto es sin duda la medicina más antigua que existe, y hoy día ha vuelto a reconocérsele un lugar al lado de la ciencia médica convencional y de otros sistemas terapéuticos. Incluso es posible que alguno de estos métodos podáis aprovecharlos tú misma o tu pareja.

El masaje sirve para enriquecer vuestra vida en común, al tiempo que proporciona una vía para expresar afecto y mutua atención. El niño crece con esta seguridad: me quieren.

Te deseo una amena lectura y mucha alegría y distensión durante los masajes a tus hijos.

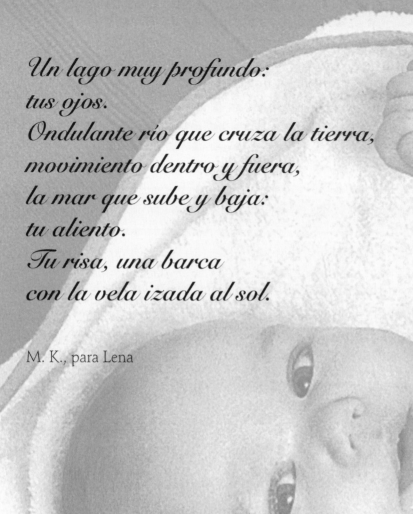

Un lago muy profundo:
tus ojos.
Ondulante río que cruza la tierra,
movimiento dentro y fuera,
la mar que sube y baja:
tu aliento.
Tu risa, una barca
con la vela izada al sol.

M. K., para Lena

Capítulo 1
Tocarse mutuamente

El masaje es...

La corriente de la vida

Cuando das masaje a tu bebé, a un niño de corta edad, a una persona allegada, el encuentro puede ser profundo y gozoso.

Os tocáis mutuamente, para ambos es regalo, felicidad, calor. Es como una conexión, como si se estableciese una corriente de energías entre el uno y el otro. Para que notes dentro de ti misma ese potencial te invito a un ejercicio fácil.

- Siéntate erguida, los hombros en postura de relajación, la respiración sosegada...
- Sacude las manos como si quisieras escurrir el agua.
- Une las palmas de las manos más o menos a la altura del esternón, y frótalas con energía la una contra la otra (unas 20 veces).
- Cierra los ojos y presta atención a las sensaciones que se producen en las palmas de las manos. Sepáralas unos cinco centímetros la una de la otra, siempre encaradas.
- ¡Atención ahora a las sensaciones que se producen entre las palmas de las manos!
- Sigue separando las manos poco a poco. ¿En qué momento dejas de percibir el flujo de energía?
- Vuelve a acercarlas la una a la otra. ¿Qué notas ahora?
- Repite varias veces acercando y alejando.
- Gira las palmas de las manos la una con respecto a la otra como si quisieras formar una pelota con lo que notas entre ellas.
- Para concluir el ejercicio, estírate y abre los ojos.

Tal vez querrás repetir este ejercicio varias veces, hasta notar con más claridad las sensaciones que se constituyen. Observarás que se establecen unas energías más allá de los límites visibles de las manos.

En el Lejano Oriente, sobre todo, desde hace muchas generaciones la medicina tradicional viene dedicando gran atención al estudio de estos flujos de energía, de sus trastornos y de cómo sanearlos. En Occidente empieza a crecer el interés hacia esos conceptos.

A título provisional, admitamos que estén en lo cierto y que el cuerpo humano se halle recorrido por unas energías que además irradia en parte. Según eso, el estancamiento de dichas energías puede causar malestar y enfermedades; su circulación nos mantiene en estado de equilibrio.

Las energías propias están en comunicación con el mundo que nos rodea, del cual reciben la renovación y también las alteraciones. En caso de bloqueo debido a un traumatismo corporal o mental, el contacto amoroso de las manos de otra persona puede restablecer esos flujos.

Atención

¿Existe peligro de hacer algo equivocado durante el masaje?, se preguntan a veces los padres.

El bebé es un maestro muy sabio. Exige atención y concentración aquí y ahora. A un bebé o un niño sólo puede dársele masaje en la medida en que él esté de acuerdo. Si le desagrada el tratamiento empieza a retorcerse, llora, rechaza el contacto. Ningún bebé admite el masaje por el mero hecho de que a lo mejor servirá de algo. Como sólo vive y siente lo presente, y no tiene visión de futuro, exige atención absoluta. Tan pronto como la madre o el padre se distraen mental o emocionalmente con otras cosas, él se inquieta. Al fin y al cabo, tú también te molestas cuando hablas con otra persona y te das cuenta de que esa persona «no está» en lo que se le dice.

Por tanto, debes dedicarte a tu hijo con plena atención. Abre las manos para tantear sus reacciones, abre los ojos para ver sus gestos y sus movimientos, abre los oídos para escuchar los sonidos que emite.

Tú respondes tocándolo de una manera determinada y con el contacto visual y el sonido de tu voz. De esta manera el masaje puede convertirse en un diálogo profundamente satisfactorio para ambos interlocutores. Al mismo tiempo aprendes acerca de la realidad corporal de tu hijo. El pequeño, que todavía no puede manifestar sus estados de ánimo porque no habla, o todavía no tiene palabras suficientes o no acierta a expresar sentimientos complicados, lo dice todo a través de la tensión corporal, la mímica y los sonidos. Mientras tú permanezcas abierta y atenta a estas expresiones, tus manos encontrarán por intuición la respuesta idónea.

Como vas a acompañar durante muchos años el crecimiento del niño, habrá otras muchas oportunidades de practicar esa forma de intercambio y acercamiento que es el masaje. En los momentos difíciles, sobre todo (enfermedades, fases del crecimiento, nuevos períodos de la vida), tú podrás captar el estado de tu hijo y transmitirle seguridad y consuelo por medio de tus manos. De esta manera permaneces en contacto con él a través de todos los cambios, pequeños y grandes. El pequeño vive las atenciones que se le dedican a través del tacto y así se forma un concepto de sí mismo como un ser querido y bien atendido, lo cual permitirá superar, más adelante, las diferencias de opinión e incluso las desavenencias y las injusticias que son inevitables en la vida cotidiana de una familia.

Ser atentos quiere decir también, sin embargo, fijarse en cualquier signo de malestar o rechazo, y saber respetar un «no». Esto es fundamental. El masaje presupone el mutuo acuerdo de ambos participantes.

Ritmo y ritual

El masaje es tan agradable porque además de estimular la circulación de la energía y desarrollar el sentido de la atención mutua, tiene ritmo.

Todos los procesos de los seres vivos son rítmicos. Las pulsaciones de los seres unicelulares, el crecimiento de las plantas, la respiración, el sueño y la vigilia, las estaciones, el flujo y el reflujo de la marea. Son ritmos las primeras experiencias sensoriales que hace el bebé: los latidos del corazón de la madre y la respiración de ésta que sube y baja.

El ritmo da confianza, el ritmo comunica la seguridad de que todo volverá a ocurrir obedeciendo a un período determinado. Da la sensación de que el mundo está en orden, de que los acontecimientos son previsibles.

El que ha encontrado el rimo vital adecuado para sí mismo tiene salud, alegría y energía. Sintonizarlo con el del oponente, ésa es la misión de todas las parejas que aspiren a durar. Cuando un niño viene al mundo, todos los ritmos pierden el compás y hay que reajustarlos. Dando masaje a tu hijo permaneces abierta y atenta a percibir su cuerpo con todos los sentidos de que está dotado, encontrar un ritmo común, y danzar interpretando la misma música (vital). Cuando uno se sale del compás, o como también puede ocurrir, que no hayas encontrado todavía un ritmo común con tu recién nacido, el masaje suele ser un buen procedimiento para establecer la sintonía. Durante el mismo se crea un ritmo peculiar debido a los movimientos de la persona masajista y a su sincronización con la que recibe el masaje; se puede reforzar este resultado con los movimientos de todo el cuerpo. De este modo se produce una especie de danza al unísono cuyo ritmo dependerá del temperamento de ambos protagonistas.

Para muchas personas la música contribuye a encontrar un ritmo; si se elige con acierto (ha de ser un ritmo lento y constante), ambos os adaptaréis fácilmente a él. Se encontrarán diversas sugerencias en este libro.

Imprimir un ritmo a la jornada y a las cuatro estaciones significa inventar rituales, introducir hábitos recurrentes. A los niños les agradan los ritos familiares; transmiten seguridad y confianza. Con el tiempo puede que el masaje llegue a convertirse en uno de tales ritos, por la noche antes de acostarse, o bien de las mañanas de los domingos.

Con todos los sentidos: dar sentido

El masaje es un pasatiempo sensual, tanto más cuando más receptivos estén los sentidos de los participantes el uno para el otro. Tocarse de piel a piel es dialogar íntimamente. La piel es capaz de decir muchas cosas y las manos saben escucharlas, y responder. Mira al niño durante el masaje: te devolverá la mirada con ojos llenos de júbilo. Se intercambian pequeños sonidos, a menudo el adulto canturrea rítmicamente, con voz suave, y el bebé gorjea a su manera. Y también se comunican por el olfato. El olor transmite este mensaje al cerebro del niño y al del adulto: nos pertenecemos el uno al otro, somos una familia. El masaje dado y recibido con los sentidos abiertos comunica sentido a los padres y al niño.

Manos abiertas y corazones abiertos

El trato con un bebé transforma a los adultos. En vez del diálogo verbal que domina en la vida corriente, se practica la comunicación táctil. Cuanto más claro tengamos los padres que cada contacto es, para el niño, una expresión de la relación que nos une con él, más cuidado pondremos al tocarlo, incluso durante las manipulaciones cotidianas con el bebé. Para la piel de éste, el masaje diario es como el alimento; al mismo tiempo, el adulto aprende a conceder más importancia a esa componente táctil de la relación y a distinguir él mismo su eficacia profunda.

Cuando damos masaje con regularidad a un bebé nuestra conciencia cambia, las manos se vuelven más abiertas y sensibles incluso para otras actividades cotidianas. Al cambiar los pañales, al lavar y vestir al niño, también entablamos un diálogo con él. Puestos de este modo en contacto con una criatura, ampliamos nuestros propios recursos perceptivos y expresivos. Y la vida con el bebé nos aporta una ganancia general en términos de conocimiento de uno mismo.

¿Cuándo beneficia más el masaje?

¡Bienvenido a este mundo!

No mucho después de que haya nacido el bebé, sus padres pueden darle la bienvenida a este mundo con un masaje.

Consiste en sensaciones táctiles la experiencia, en el sentido más amplio, que él ha atesorado durante los meses de la gestación. Durante el embarazo se habrá sentido sujeto por todas partes, habrá notado los movimientos de sus propios miembros, habrá percibido las pulsaciones del cordón umbilical, que es una cosa viva, y las de la matriz, que se contrae de vez en cuando. Por tanto, su primera vivencia es: toco, luego existo.

Durante el parto la piel recibe estímulos particularmente intensos. Sobreviene luego una serie de sensaciones desagradables: el frío, la sequedad, la rugosidad de las prendas, el desacostumbrado tirón de la gravedad que lo aplasta. Qué consuelo, entonces, las manos que lo levantan, lo sostienen, lo tocan, lo envuelven. Esas manos le hablan en el único idioma que el recién nacido entiende, el tacto. Y le dicen: todo va bien, estamos aquí. Te sujetamos. Bienvenido aquí afuera.

Protegido entre las manos de sus padres, tendido sobre el vientre o el pecho de la madre, el bebé que acaba de nacer va a tener muchas ocasiones de recuperarse del vacío espantoso y de las demás impresiones abrumadoras que le ofrecerá en adelante la vida.

A la madre también la consuela tocar a su hijo. En los días y semanas posteriores al parto sentirá con frecuencia un vacío, una pérdida, después de tantos meses de gravidez. Esa vida compartiendo cuerpo, tan cotidiana, cesó irrevocablemente y la separación siempre duele, por más que aguardemos con alegría lo que está por venir. Acariciar al bebé, hacerle mimos, sumergirse con él en el ligero trance del masaje, también hace bien a la madre y atenúa el dolor de la separación. Ambos vuelven por unos momentos a sentirse envueltos en un solo capullo. Los sentimientos avasalladores del posparto, que son inefables, encuentran una expresión en el lenguaje de piel a piel.

En ocasiones la mujer se halla irritada o incluso trastornada después del parto. Para que se encuentre de nuevo a sí misma, nada mejor que administrarle a ella un «masaje para bebés».

El padre puede familiarizarse con su bebé por medio del masaje, entrar en contacto directo con él, comunicarse de piel a piel.

El aprendizaje por parte de los padres puede comenzar durante el embarazo. De no ser así, las enfermeras de la maternidad, o la comadrona de visita domiciliaria, pueden demostrar cómo se hace. En cuanto a la práctica, se recomienda iniciarla lo más pronto posible. Más tarde la madre podrá visitar algún cursillo con su bebé, que será como asistir a una pequeña fiesta. Por ejemplo, cuando él haya cumplido los tres meses y antes del séptimo mes de vida. Entonces la madre y el hijo ya han aprendido a conocerse, y por lo general no supondrá un esfuerzo excesivo toda una hora de asistencia en un grupo numeroso. Con menos de tres meses de edad, la sesión quizá resultaría demasiado fatigosa para el bebé; con más de siete, en un ambiente tan agitado quizá se nos escaparía a gatas.

Si el bebé ha sido prematuro o lo han separado de la madre después del parto, el masaje quizá ayudará a superar las consecuencias de ese trauma. Los prematuros que reciben masaje todos los días prosperan mejor. Es un medio que se ofrece a la madre para dispensar cuidados a su bebé, diminuto, delicado y tal vez enfermo. El bien que le hace, sólo ella puede dárselo.

¡Socorro! Estoy creciendo

Durante toda la primera infancia, el contacto físico sigue siendo el medio de comunicación fundamental entre padres e hijos. En este sentido el masaje puede constituir un aspecto importante. Luego, cuando se desarrolle el habla, la comunicación oral irá asumiendo un protagonismo cada vez mayor. Pero el primitivo lenguaje de piel a piel mantiene una gran significación.

Sobre todo cuando el bebé o el niño está irritado, sea que se enfrenta a una nueva etapa de su desarrollo, o que algo en el entorno ha cambiado, el masaje le proporciona un apoyo y un arraigo firme, hace que vuelva a sentirse uno en sí mismo y restablecido el orden del mundo. En efecto, la transición de un estadio de la motricidad a otro (aprender a volverse echado, a gatear, a ponerse en pie) siempre va unida a cierta inquietud. Para el niño que justo consigue incorporarse o que está dando los primeros pasos, todo el mundo cambia de aspecto. Y la novedad le excita.

Otros cambios externos también pueden ser fuente de grandes irritaciones. Por ejemplo, el nacimien-

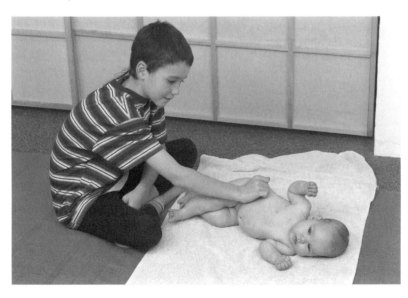

to de un hermano, o una mudanza, o la entrada en el jardín de infancia o en la escuela. Tú no puedes evitar que tu hijo viva excitaciones, cambios o despedidas, pero puedes ayudarle a superar todo eso con más facilidad. Serás su apoyo, y mediante el masaje en cuanto forma habitual de comunicación podrás transmitir a tu hijo la seguridad de que, pase lo que pase, tú le proteges para que él pueda sentirse a gusto en su piel.

Bendiciones saludables

Muchas veces el niño enfermo retrocede a la primera infancia. Aun con nueve años de edad y sintiéndose ya todo un héroe, en esa eventualidad podrá ocurrir que necesite un masaje como cuando era un bebé. Querrá que tus manos lo envuelvan, y disfrutar plenamente la cercanía y las caricias. Un masaje adaptado a las condiciones del niño facilita la curación. Además hay masajes especiales, indicados para aliviar determinados malestares físicos. Un resfriado va a durar una semana, como sabemos, con o sin tratamiento. Pero qué duda cabe que un masaje nasal ayuda a sobrellevarlo mejor. Y también los dolores de tripa se soportan mejor con un tacto adecuado.

Si el niño precisa una gimnasia correctora especial o un tratamiento ergoterapéutico, o si usa alguna prótesis, el masaje puede completar la terapia con las beneficiosas sensaciones que aporta.

Aprender a entenderse mutuamente

En ocasiones los padres y los hijos padecen ciertas dificultades de comunicación. Es como si hablasen idiomas distintos. No se comprenden. «A mi bebé no le caigo bien», se queja la madre en tono de incertidumbre. O también «es como si fuese un extraño para mí». A este sentimiento pueden contribuir otras preocupaciones externas, o causas que residan en los antecedentes personales de la madre, o en alguna idiosincrasia del niño, que también ocurre a veces. Es difícil atribuirse el éxito como madre cuando el bebé grita mucho o se vuelve para no verla a una.

Otras veces, sin embargo, todo proviene de un desconocimiento en cuanto a las reacciones de los recién nacidos.

No comprenderse mutuamente, no llegar a ver y sentir la relación, es un problema y puede conducir a sensaciones de desvalimiento, abandono o agresividad.

Los padres que se noten extraños frente a su hijo pueden acudir a los consejos de la comadrona. A veces, un pediatra paciente, una fisioterapeuta o una terapeuta familiar consiguen que los padres comprendan mejor la conducta infantil.

El masaje puede ser un complemento útil para las terapias con que se remedia a los padres que se sienten inseguros y extraños frente a su hijo; se inauguran nuevas posibilidades de comunicación y se desarrolla la intuición, sobre todo cuando los mismos adultos reciben también masaje.

¿Le gusta el masaje a mi bebé?

Ésta es una duda que se les plantea con frecuencia a los padres.

Mira y escucha lo que te responde tu bebé en su peculiar idioma. Al principio puede ser una mirada escéptica: ¿Y ahora qué pasa? ¿Qué están haciendo conmigo?

Tranquiliza a tu hijo, háblale, explícale lo que vas a hacer. El sonido de tu voz le conforta, le asegura que todo está en orden. Se trata de hacer algo nuevo para ti y para él; tu actitud relajada le infundirá confianza.

A lo mejor vemos que aparece un conato de sonrisa. Responde a ella, es como si dijeras: formamos un buen equipo nosotros dos, estamos aprendiendo una cosa nueva.

El bebé reacciona bajo el masaje de manera diferente que un adulto. Él no se tiende tranquilamente, relajado y con los ojos cerrados, para estirarse al final y exclamar: «¡Ahh! Muchas gracias, eso estuvo muy bien». Al contrario, permanece muy despierto, patalea, gesticula, se retuerce. Expresa al instante todas sus sensaciones, bien sea mediante sonidos o moviéndose.

A veces se produce un malestar pasajero, y veremos una mueca o escucharemos un sonido quejumbroso. Tranquila, sigue dando masaje. Con frecuencia se les pasa enseguida.

El rechazo inequívoco, sin embargo, hay que respetarlo. Cuando no quieren recibir masaje los bebés y los niños lo dan a entender con claridad. Gritan, intentan apartarse y si tienen suficiente edad, salen corriendo o exclaman «no». A lo mejor es que el pequeño preferiría otra hora, u otro tipo de masaje. Tal vez éste no sea oportuno en tal o cual momento de su desarrollo. Los motivos pueden ser muchos.

Cuándo es mejor no dar masaje

«Leí algo sobre los efectos beneficiosos del masaje infantil y quise probarlo, ¡menuda catástrofe! Jule se puso a gritar y yo tuve una gran decepción.»

«Me gustaría acunarlo en el regazo pero Jonas siempre se me escapa.»

Cada niño tiene distintas preferencias, distintas necesidades, y se expresa de otra manera. Aunque sea beneficioso para muchos de ellos, a algunos el masaje no les gusta ni poco ni mucho.

Algunos niños no soportan los roces suaves. Necesitan un contacto fuerte, intenso, una información corporal inequívoca: «¡Aquí estoy, y éste eres tú!». Los toques leves, demasiado rápidos o poco organizados les irritan el sistema nervioso. En estos casos puede ser buen comienzo apoyar la mano con firmeza sobre la barriga, la espalda o la cabeza del niño al tiempo que le hablamos y le miramos a los ojos; después de lo cual empezaremos con movimientos lentos y firmes.

A los bebés a veces les desagrada estar echados de espaldas; otros no quieren estar boca abajo. En ocasiones nos remediaremos con un poco de imaginación, por ejemplo echarse el bebé al hombro para acariciarle la espalda.

A muchos les gusta estar desnudos, otros en cambio no lo soportan, se sienten desprotegidos, o tal vez son frioleros. En estos casos conviene saber que el masaje puede darse por encima de la camisita.

En las situaciones de enfermedad hay que consultar con el pediatra. Durante los procesos infecciosos que cursan con fiebre, por ejemplo, no se debe dar masaje. Éste siempre implica un estímulo adicional y puede ser excesivo para el niño: la fiebre significa que las defensas del organismo están funcionando a toda máquina.

Recordarás que habíamos definido el masaje como una forma de diálogo entre tu pequeño y tú. Por eso, puedes estar segura de que comprenderás cada vez mejor los mensajes que te envía, y sabrás responder. Con el tiempo, tú y tu hijo os sentiréis cada vez más seguros el uno con el otro.

¡Hola!
¡Habla conmigo!
Sí, comprendo lo que dices.
Tus manos hablan mi idioma,
te escucho con mi piel,
¡qué oreja tan grande!
Mis ojos se sumergen
en los tuyos, profundamente,
con franqueza.
¡Qué hermosa es tu voz!
Abrázame con todo tu amor;
qué placer. Como en el Paraíso,
todos los sentidos se gozan.
¡Eso es felicidad!
¡Existo!

M. K.

Capítulo 2
Masajes para bebés

Preparación

Disponer de tiempo

Ya te gustaría darle masajes a tu bebé, ¡pero no tienes tiempo! Hay que encontrar el rato en que más os complace a ambos, y hacerlo. Más tarde buscarás tiempo para lavar la ropa o para barrer. Y aunque omitieses algún día una pequeña parte de tus quehaceres cotidianos, grandes o pequeños: el mundo sigue andando. En estos momentos el bebé necesita tu plena dedicación física más de lo que la necesitará nunca en la vida, probablemente. Para ti y para él, un masaje puede ser el punto de descanso en medio de la jornada, que aporte relajación y fuerzas renovadas para ambos.

Procura que nadie interrumpa. Descuelga el teléfono y notifica a los demás miembros de la familia que no deben molestar.

Crear un espacio

¿Está caliente la habitación? ¿La iluminación es agradable? ¿Deseas encender una vela o poner música?

Instala un lugar adonde puedas retirarte habitualmente para dar masaje a tu bebé (o también para estar un rato a solas, si se te antoja). Servirá para que ambos os encontréis con más facilidad en estado de relajación y sosiego.

Sintonizarse

Es bueno hacer alto unos instantes para centrarnos antes de volver nuestra atención al bebé.

Nos lavamos las manos, nos quitamos el reloj y los anillos, y controlamos que no hayan quedado bordes afilados en nuestras uñas.

Estírate a fondo y respira profundamente varias veces. Ponte cómoda, frótate las palmas de las manos. Tu hijo pronto aprenderá a reconocer ese rito y se alegrará anticipadamente.

Saludo y despedida

Al comienzo de cada masaje realizarás una toma de contacto con tu pequeño, por ejemplo mirarlo a los ojos, tomar en la mano uno de sus pies y preguntarle: «¿Puedo darte un masaje?».

El bebé responderá con un movimiento, un contacto visual, una sonrisa. Ahora los dos estáis dispuestos para pasar juntos un rato estupendo. ¡Disfrutadlo!

También el final de la sesión requiere su ceremonia y una conclusión relajante. Envuelve al niño en una manta, tómalo en brazos para mecerlo con suavidad y, si te apetece, canta algo. Cuando son más mayorcitos, a los niños suele gustarles quedarse un rato sentados a tu lado sin hacer nada.

Disfrutad unos minutos de reposo y tranquilidad en mutua compañía.

Con plena atención

Durante el masaje fíjate en tu bebé con toda tu atención, todos los sentidos alerta y abiertos, y manteniendo siempre el contacto corporal con una mano al menos. En esta actividad sólo cuenta el aquí y ahora, el tacto y el estar juntos.

¿Dónde?

Un calorcillo ambiente es condición inexcusable para el masaje, teniendo en cuenta que por lo general el pequeño estará desnudo y que su tierno organismo disipa una considerable cantidad de calor, no habiendo aprendido todavía cómo retenerlo. En nuestras latitudes y durante la temporada invernal, cuando menos, el lugar más indicado podría ser el mismo donde le cambiamos los pañales, que tal vez tendremos dotado de una lámpara de infrarrojos.

Más hermoso sería, desde luego, que el bebé tuviese mucho contacto corporal durante el masaje. A tal efecto puedes sentarlo en tu cama, o sobre una manta tendida en el suelo, digamos cerca de un radiador. El bebé estará tendido sobre tus piernas, o entre éstas separadas, y sobre una piel de cordero o una manta que sea muy suave y esponjosa.

Coloca almohadas detrás de tu espalda para estar cómoda.

¿Quién?

En algunas culturas (por ejemplo en la India, Bali, Turquía) durante algún tiempo después del nacimiento reciben masajes tanto el bebé como la madre, y se encargan de ello unas mujeres experimentadas. ¡Excelente costumbre! A lo mejor a ti también te gustará recibir masaje después del parto, a cargo de una amiga o de tu compañero.

En cuanto al bebé, entre nosotros suelen ser más bien los padres quienes se encargan de esa tarea. Con frecuencia, al cabo de algún tiempo ello lleva a inventar simpáticos rituales que enmarcan las sesiones de masaje, y que van modificándose en función de la edad. Cuando la vida en común es todavía una novedad y la madre debutante se pregunta, como sucede muchas veces, «¿qué voy a hacer con esta criatura?», el masaje puede dar un sentido a esas largas horas. Una vez alimentado y con los pañales recién cambiados, como aún es demasiado pequeño para juegos ni para libros de colorines podéis distraeros y divertiros aprendiendo el uno del otro lo que es el masaje.

Pero también el padre tiene ahí una oportunidad de entrar en íntimo diálogo con su hijo, aunque todavía sea un bebé.

También un hermano mayor suele agradecer un masaje para bebés alguna que otra vez. Qué gran oportunidad para volver a sentirse como un niño pequeño.

En ocasiones los más entusiastas piden dar masaje al nuevo hermanito, lo cual puede concedérseles limitándolo, por lo menos al principio, a las manos y los pies.

En fin, por la noche cuando está todo hecho y los padres se reúnen agotados en el sofá, a veces vale más un masaje que la tertulia o la película de la televisión. Es la ocasión para haceros mutuamente un favor en una fase de la vida que suele ser muy fatigosa para ambos.

¿Cuándo?

Si se entiende la pregunta en relación con las edades de la vida, hay muchos y muy buenos motivos para continuar con el masaje, en cuanto forma de comunicación, desde el primer día hasta la ancianidad. Lo que importa sobre todo es que resulte divertido y beneficioso.

Si se refiere a la hora del día, buscaremos el momento más favorable de acuerdo con los ritmos de nuestro bebé. Será posiblemente por la mañana, cuando todo el mundo está más descansado, o bien a última hora de la tarde, antes de que empiece la fase de agitación general en la casa, o por la noche, antes de acostarlo, para ayudarle a conciliar el sueño.

En cualquier caso, el bebé no debe tener el estómago lleno, ya que nos exponemos a que vomite el alimento. Las reacciones de los bebés varían mucho. Es frecuente que el masaje les abra el apetito. Cuando han comido, los hay que siguen despiertos y de buen humor. Otros se quedan profundamente dormidos durante mucho rato. Otros en cambio echan una cabezadita y luego despabilan y siguen frescos durante horas. Tú observa las reacciones del tuyo. No tardaréis en hallar el momento idóneo.

¿Qué más?

Por lo general se desnuda al bebé para darle masaje. Algunos se sienten incómodos o desprotegidos sin ropa, o se resfrían con facilidad; entonces vale más dejarles la camisita. Si lo acostamos sobre una pelliza o una manta muy cálida le comunicaremos una sensación añadida de calor y protección.

Bajo el estímulo del masaje muchos bebés vacían la vejiga, así que tendremos preparado un pañal o una toalla.

Después del masaje lo envolvemos en una mantita que sea mullida, para acunarlo y mecerlo luego un rato más en brazos, antes de proceder a vestirlo que es operación que desagrada a muchos.

Si quieres puedes emplear un poco de aceite neutro de almendras para dar el masaje. Hay que recordar, sin embargo, el efecto secante de los aceites. Si se aplicase todos los días en ausencia de humedad, la piel podría ponerse reseca y escamosa. En cambio si la piel está húmeda, como suele estarlo después del baño, el aceite forma una película agradable y que mantiene el calor.

En cuanto al uso de aceites esenciales, lo considero más bien desaconsejable, ya que enmascaran el maravilloso olor natural del bebé.

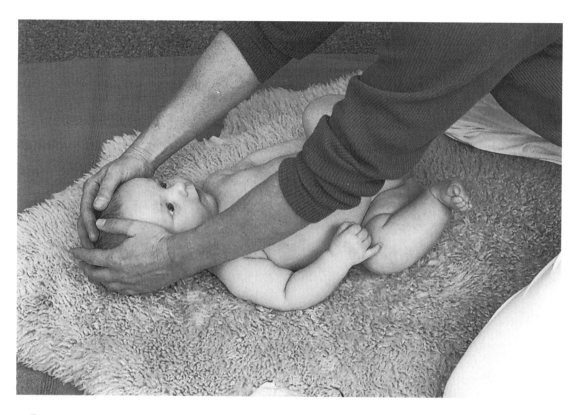

*Como los destellos de la aurora boreal en el cielo
nocturno, así reacciona nuestra energía vital,
luminosa, ondulando bajo el campo de energía
que irradia la mano ajena que nos roza.
Un contacto puede recomponernos de pies a cabeza,
reunificar los fragmentos rotos de nuestra energía
de vida y que vuelva a fluir superando todos
los impedimentos.*

Eva Reich

El masaje de la mariposa
(según Eva Reich)

A comienzos de los años cincuenta, cuando aún era una recién licenciada, la pediatra y fisioterapeuta Eva Reich descubrió los efectos beneficiosos de un masaje muy suave sobre los prematuros y los bebés enfermos. Éstos superaban mejor el trauma natal, la brusca separación de la madre, así como las dolorosas técnicas invasivas de la unidad de cuidados intensivos. Bajo las manos de la terapeuta los bebés se relajaban, su piel cobraba una coloración rosada y respiraban con más desahogo. En largos años de actividad, Eva Reich fue profundizando sus conocimientos acerca de lo que necesitan los bebés. En ello siguió la orientación apuntada por los estudios de su padre Wilhelm Reich, el creador de la bioenergética. Al observar el trauma de las madres amplió criterios enfocando la terapia tanto a los bebés como a las personas adultas. Viajó por muchos países para difundir la noción de que la separación súbita, el dolor y las lesiones podían bloquear la energía vital tanto en los bebés como en las madres, con riesgo de secuelas graves y persistentes, que podían evitarse, y en esto consistió también su mensaje, si se lograba restablecer la circulación interna de dichas energías así como el íntimo contacto entre el bebé y las figuras de referencia más inmediatas.

En consecuencia, recomendaba evitar la separación después del nacimiento, y caso de resultar ésta inevitable, paliarla cuanto antes mediante contactos intensivos. También era posible ayudar por medio de un «masaje infantil» a la madre en situación de agotamiento y bloqueo energético.

Para Eva Reich, estos conceptos iban unidos a la esperanza de un mundo mejor en donde los humanos vivieran felices y en paz.

Para más información sobre la teoría bioenergética puede consultarse la colaboración de Thomas Harms al final de este libro.

El masaje mariposa está indicado para recién nacidos y también para prematuros y enfermos. Lo cual no quita que también sea beneficioso para niños de más edad e incluso para los adultos.

Te aconsejo que leas todo el texto que viene a continuación, empleando todo el tiempo que necesites para estudiar las tres técnicas descritas y su secuencia. Hecho esto podrás dejar el libro a un lado y dedicar toda la atención a tu bebé. Realiza el masaje tal como recuerdes las instrucciones. Si se te olvida algo, no te preocupes: lo añadirás la próxima vez.

Déjate guiar por tus manos y por la reacción del bebé. ¡Disfrutadlo!

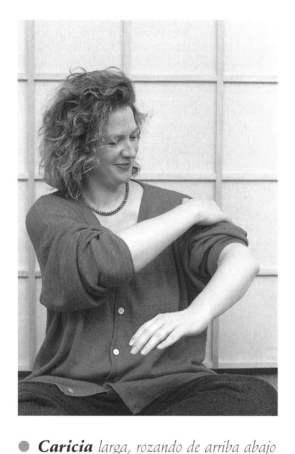

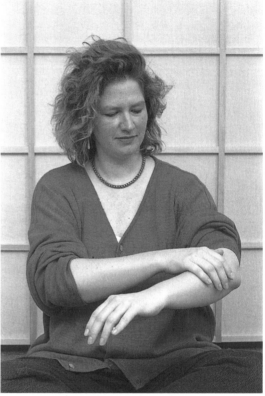

● **Caricia** *larga, rozando de arriba abajo y desde el centro hacia los lados, con suavidad pero con un movimiento bastante continuo, como si estuviéramos escurriéndole de la piel unas gotas de agua.*

Los dedos ligeramente separados, los hombros relajados. Como si envolvieras al pequeño con unas alas de mariposa.

Ensaya previamente este movimiento en tu propio brazo, acariciando desde el hombro hacia abajo y hasta las puntas de los dedos, atenta a tus sensaciones.

● **Relajación** *de la musculatura: Con la mano relajada o con dos dedos, apoyar blandamente sobre el músculo y sacudirlo un poco, el pulgar junto a los otros dedos. Imagina que se trata de mover un flan de modo que se menee, pero sin descomponerlo.*

El ensayo previo lo practicaremos en el antebrazo.

● **Círculos:** *La punta del dedo ligeramente apoyada sobre la piel, describimos pequeños círculos sin moverla del lugar. Como si quisiéramos dibujar una mancha redonda de tinta bien visible. Desplazar el dedo unos centímetros y recomenzar dibujando círculos. Mientras se trazan los círculos el dedo no se desplaza, sino que amasa levemente la piel y la fina musculatura subcutánea.*

Ensayo previo en el dorso de la propia mano.

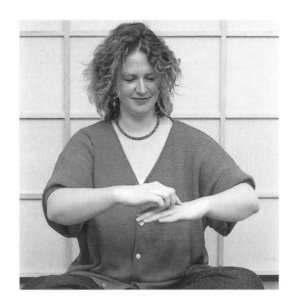

Todos los movimientos van en el sentido de la cabeza del bebé hacia los pies, y desde el centro del cuerpo hacia los costados.

Cada una de estas manipulaciones se efectúa tres veces. De este modo se marca un ritmo uniforme y además evitamos que la sesión de masaje se prolongue en exceso.

Si ahora el bebé da muestras de querer concluir, terminamos con tres pasadas largas, ligeras, como de mariposa, desde la cabeza hasta los pies.

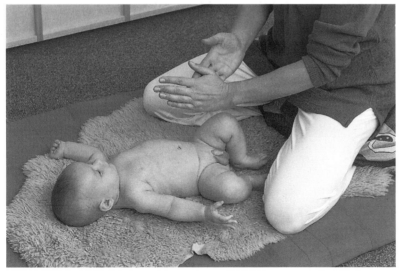

Saludo

Frótate varias veces las palmas de las manos, con vigor, como si estuvieras lavándotelas, y sacúdelas luego un instante como para escurrirlas. El bebé está tendido de espalda y te mira. Responde a su mirada, establece el contacto y pregúntale si desea recibir un masaje.

31

Acaríciale varias veces con mucha suavidad en pasadas largas, los dedos algo separados, partiendo desde la cima del cráneo, hasta las puntas de los pies y más allá. Que las manos vayan resiguiendo con un movimiento fluido, rozando ligeramente, todas las redondeces del cuerpo del pequeño. Tus hombros deben permanecer relajados.

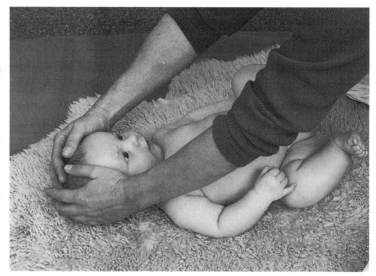

La cabeza

A continuación iremos dando masaje a todas las partes del cuerpo, una a una. Con las yemas de todos los dedos, sobre la piel del cráneo y los finísimos músculos subcutáneos, para que se suelten. (El masaje facial será muy ligero, y si el bebé da muestras de desagrado, mejor omitirlo del todo.)

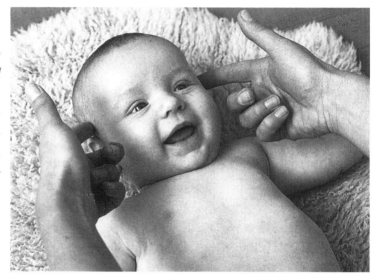

Tres pasadas con las yemas de los dedos sobre la frente, desde el centro hacia las sienes y alrededor de los ojos.

Del entrecejo abajo hacia las aletas de la nariz. Por debajo de los pómulos hacia las orejas, alrededor de éstas.

Las puntas de los dedos alrededor de la boca.

Dibujar círculos como se ha explicado antes sobre la frente, las mejillas, la inserción de la mandíbula, alrededor de la boca.

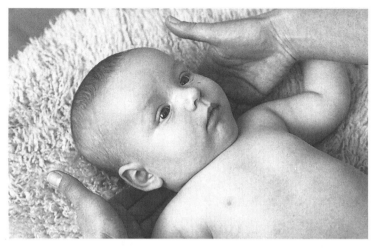

La nuca, los hombros, los brazos

Pasar las dos manos debajo de la nuca del bebé pero sin levantarle la cabeza. Tres pasadas desde el occipucio pasando por la nuca hacia abajo y hacia la parte posterior de los hombros.

Con suavidad de mariposa, tres pasadas acariciando los hombros, los brazos y las manos.

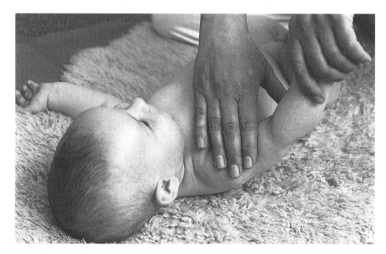

Luego nos volveremos hacia el brazo derecho. Sujeta la mano del bebé. Con tu otra mano, afloja la musculatura del brazo (moviéndola «como un flan»), luego la del antebrazo. Tus dedos deben tocar blandamente, sujetando con suavidad.

Acaricia una vez alrededor de la muñeca, luego con más detenimiento sobre el dorso de la mano y la palma.

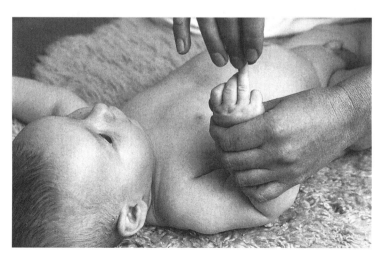

Resigue los dedos uno a uno desde la raíz hasta la punta, como si estuvieras tirando de los pétalos de una flor: me quiere, no me quiere, me quiere, no me quiere...

Haz lo mismo con el brazo izquierdo, y termina con una caricia envolvente (tres veces) el masaje de cabeza y brazos.

Pecho y barriga

Acaricia resiguiendo las líneas de las costillas desde el esternón hacia los costados. Se empieza por el nacimiento del cuello y bajando luego de costilla en costilla, hasta trazar la última desde la punta del esternón y por el borde inferior de la caja torácica.

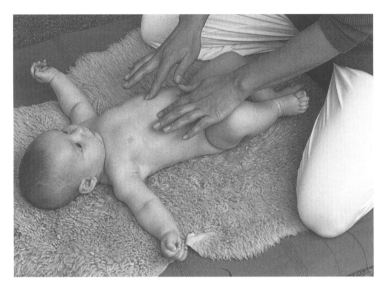

Corresponde aproximadamente a la situación del diafragma.

Sobre esta línea trazaremos círculos desde el centro hacia el costado.

Sobre la barriga dibujaremos un círculo grande alrededor del ombligo, en el sentido de las agujas del reloj.

Y luego seguiremos trazando círculos sobre esta línea.

El «pliegue del bikini» lo encontraremos en el vientre del bebé, más o menos donde quedaría la cintura de un supuesto bañador.

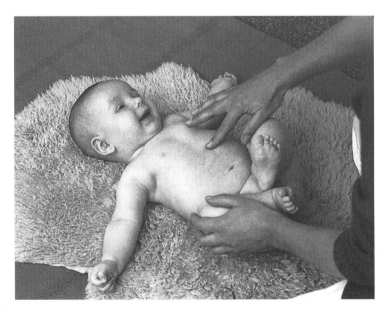

Acariciaremos esa línea tres veces, desde el centro hacia los lados, y luego dibujaremos círculos con los dedos índice, también desde el centro hacia los lados.

34

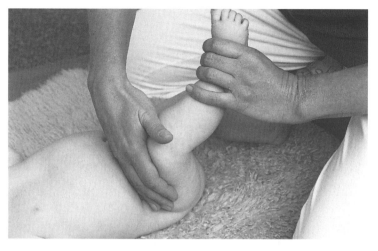

La pelvis, las piernas, los pies

Con suavidad de mariposa, pasadas largas de la cintura hacia abajo hasta los pies y más allá.

Empezando por el pie derecho, aflojamos la musculatura «como un flan» desde la parte alta del muslo hasta la pierna, al tiempo que sujetamos el pie del bebé con la otra mano.

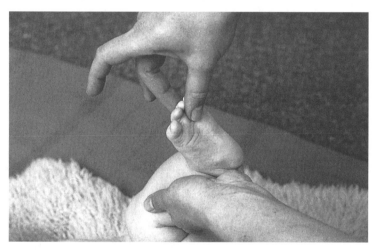

Acariciamos alrededor del tobillo y el talón, la parte superior del pie y la planta. Tiramos suavemente de cada uno de los dedos «como pétalos de una flor».

A continuación nos dedicamos de igual modo al pie izquierdo.

Terminamos el masaje de la parte frontal con unos pases envolventes desde lo más alto del cráneo hasta los pies y más allá (con roce suave de mariposa, tres veces).

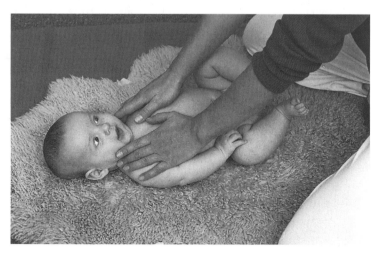

La espalda

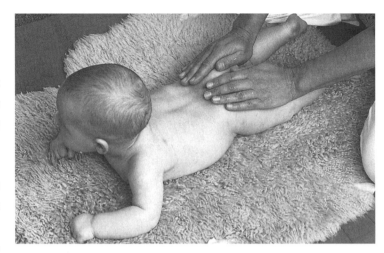

El bebé echado boca abajo. Nuevo saludo, que esta vez será una caricia larga de la espalda, desde la cabeza hasta los pies.

Seguimos con pasadas sobre los omoplatos, de arriba abajo y del centro hacia los lados. Aflojar la musculatura alrededor de los omoplatos.

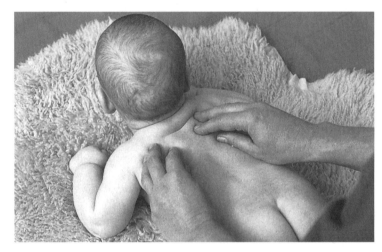

Acariciar siguiendo las líneas de las costillas, desde el centro hacia los costados, empezando por la nuca y bajando de costilla en costilla.

Palpamos los cordones musculares que bordean a derecha e izquierda la columna vertebral y los aflojamos empezando por la nuca y bajando hasta las nalgas.

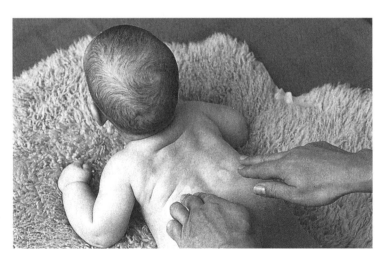

Acariciar la nalga en estrella, desde el centro hacia fuera.

A continuación apoyamos una mano en cada nalga y aflojamos la musculatura «como un flan».

Por fin, pasada larga por el dorso de las piernas hacia

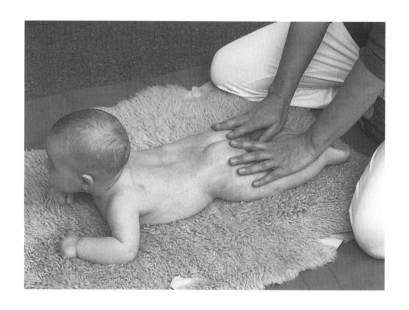

abajo, cuya musculatura también aflojaremos.

Terminamos el masaje con tres pasadas envolventes desde el occipucio y bajando por toda la espalda, las nalgas, las piernas, los pies y más allá, con caricia leve de mariposa.

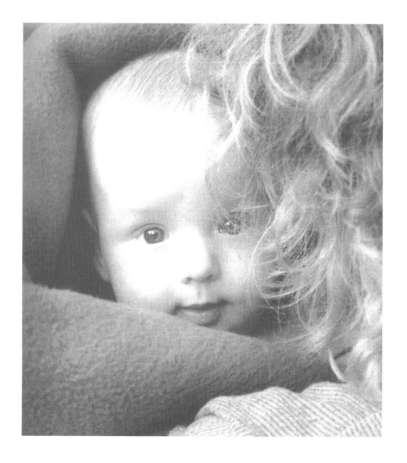

Despedida

Envolvemos al niño en caliente y blando, lo acunamos en brazos y lo mecemos un poco. Puede ser el momento más indicado para cantarle una nana.

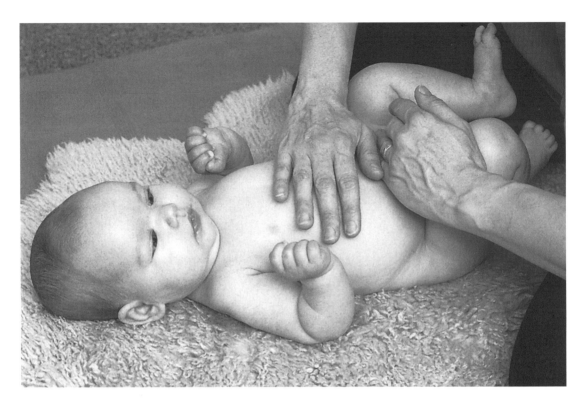

*Tocar al bebé, acariciarlo, darle masaje,
es alimentarlo.
Es un alimento tan importante
como los minerales, las vitaminas y las proteínas.
Supone alimentarlo de amor.*

Frédérick Leboyer

El masaje indio para bebés

En los años setenta, algunas doctoras y comadronas, así como padres de distintos países, emprendieron una reflexión sobre las necesidades de los niños que vienen al mundo, y sobre cómo deberían ser recibidos con más humanidad y más dignidad. Esas personas no estaban dispuestas a seguir aceptando como hechos naturales los llantos desesperados de los bebés en las clínicas de maternidad y en las secciones pediátricas de los hospitales, ni los de las madres separadas de sus hijos a la fuerza. El obstetra francés Frédérick Leboyer propugnó que el bebé es un ser dotado de sensibilidad desde que nace y aun antes, noción que hoy nos parece obvia pero entonces era innovadora. Sus reflexiones sobre un «nacimiento sin violencia» que admitiese y tuviese en cuenta las sensaciones y las necesidades naturales tanto de los padres como de los bebés, hoy forman parte esencial del acervo y de la actividad de muchos profesionales de la obstetricia.

Durante sus viajes por la India pudo observar que las madres jóvenes daban masaje todos los días a sus pequeños con profunda dedicación y total serenidad. Así averiguó que se trataba de una tradición ancestral transmitida por cada generación a la siguiente. Y decidió popularizar en Europa la idea del masaje infantil.

El masaje indio para bebés se caracteriza por ser firme y rítmico. La repetición frecuente de los movimientos, ejecutada son calma y serenidad, tranquiliza al bebé, que se siente seguro. La presión, que es notable, alcanza las capas musculares profundas del bebé y también actúa sobre los terminales propioceptivos localizados entre los músculos y la osamenta. Al bebé se le inflige una fatiga considerable; después del masaje suele estar hambriento y soñoliento.

Tradicionalmente, las madres se sientan en el suelo, el bebé echado sobre las piernas extendidas de ellas. Para nosotras las occidentales ésta es una postura difícil de mantener mucho rato sin cansancio. Si te resulta fácil sentarte así en el suelo o sobre la cama, estupendo. Caso contrario tendrás que ensayar otra postura.

Acompaña el ritmo del masaje meciendo tu propio cuerpo, lo cual resulta agradable y relajante para los dos, tu hijo y tú.

A partir de los tres meses de edad, aproximadamente, cuando el bebé ha adquirido ya un cierto vigor físico y se mueve con soltura, es cuando divierte más el masaje indio. Se puede comenzar antes, pero con mucha precaución. Para concluir se practican algunos ejercicios de yoga. Como siempre, debes fijarte en la movilidad del bebé y no imponerle, en ningún caso, estiramientos para los que todavía no está suficientemente desarrollado.

Para empezar, lee por entero estas instrucciones. Poco a poco tus manos irán dominando la técnica del masaje y en el diálogo con el bebé podrás guiarte más por lo que te diga el corazón. De este modo nacerá entre ambos una con-versación de piel a piel, una danza sincronizada con arreglo a un ritmo común e inconfundible.

Para realizarla, adopta una postura que te resulte cómoda. Puedes frotarte las manos con un poco de aceite si eso te agrada.

Inicia el contacto con tu bebé y pregúntale si está dispuesto a recibir un masaje.

Dedica toda tu atención al pequeño y no dejes de mantener el contacto durante toda la sesión.

El pecho

Con las dos manos juntas sobre el pecho, frota con toda la superficie de las palmas hacia los lados, como si estuvieras alisando las páginas de un libro abierto.

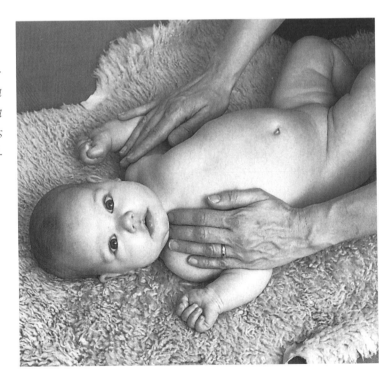

Los costados

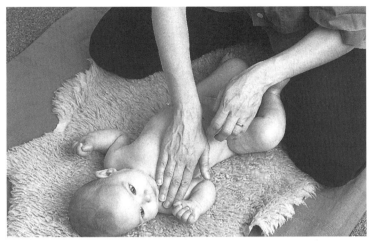

Pasando desde la cadera hacia el hombro del lado opuesto. Cuando la mano llega a la altura del hombro, la otra mano inicia el movimiento simétrico al otro lado de la cadera. Así van alternándose ambas manos continuamente.

Los brazos y las manos

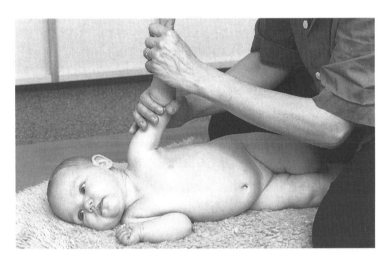

Acuesta al bebé de lado. Abarca el brazo con los dedos y desliza frotando hasta la muñeca; tan pronto como la mano llega a ésta, la otra mano emprende el mismo movimiento desde el hombro y así van alternándose continuamente. Poniendo ambas manos en la postura natural verás que una mano frota más la cara exterior del brazo y la otra la cara interior.

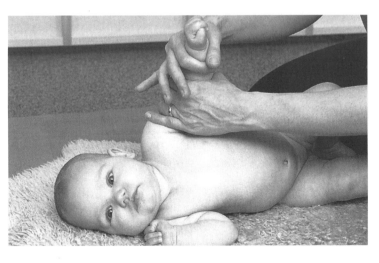

Con los dedos de cada mano formamos una especie de anillo y sujetamos el brazo del pequeño. Hacemos girar uno y otro anillo en sentidos opuestos, alternando sentidos, pero siempre con delicadeza. Luego las dos manos se desplazan un poco hacia el antebrazo y

41

repiten la operación, hasta llegar a la mano.

Volvemos hacia el hombro y repetimos. (¿Te recuerda el juego infantil de la «ortiga»?

Pues es lo mismo, sólo que haciéndolo con suavidad.)

Aplica masaje, con mucho cuidado, en la muñeca y la mano. Con el dedo pulgar, dibuja pequeños círculos sobre la muñeca del bebé y en la palma de su mano.

Acaricia con la palma de tu mano el dorso de la mano del bebé y luego la palma, desde la raíz del pulgar hasta las puntas de los dedos.

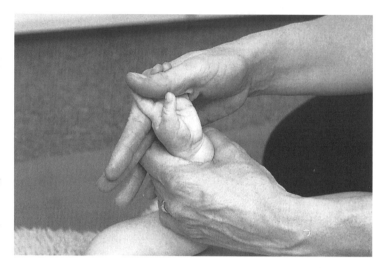

A continuación acostamos del otro lado al bebé y repetimos estas operaciones en el otro brazo.

La barriga

Con el bebé nuevamente tendido de espaldas, aplicamos la mano transversalmente por debajo de las costillas. Acariciamos hacia la pelvis, girando al mismo tiempo de manera que el meñique y el borde de la mano presionen un poco más sobre el vientre.

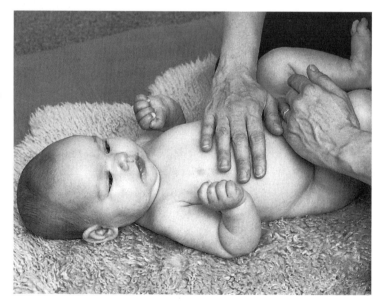

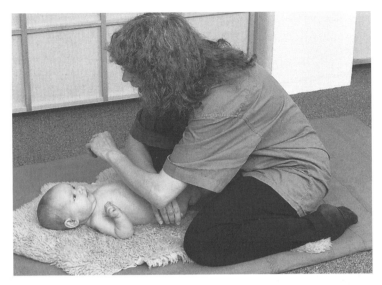

Las manos se alternan de manera continua como cangilones de una noria.

Levanta las dos piernas del bebé; de este modo se relaja la musculatura abdominal.
Repite las pasadas desde las costillas hacia abajo, usando esta vez el antebrazo y alternando derecho-izquierdo en un movimiento continuo.

Las piernas

Se les da masaje lo mismo que a los brazos, pero acostando al niño de espaldas.

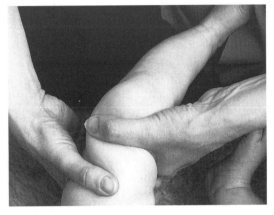

Ceñir la pierna con los dedos y dar pasadas hacia los pies alternando las manos.

Formar con las manos dos anillos que girarán en sentidos opuestos.

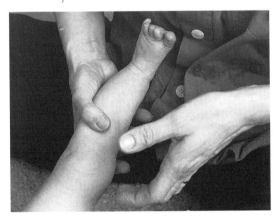

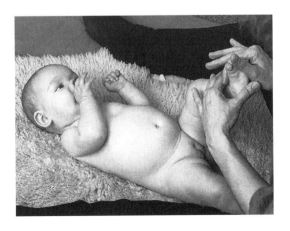

Dar masaje circular a los tobillos y masajear los pies.

La espalda

Acostamos al bebé boca abajo sobre nuestras piernas extendidas.

Al comienzo, ambas manos juntas descansan en la parte alta de la espalda del bebé. Acerca una de las manos a tu cuerpo al tiempo que alejas la otra. Así se alternan ambas friccionando la espalda, y van descendiendo poco a poco hacia la pelvis. Repetir la operación varias veces.

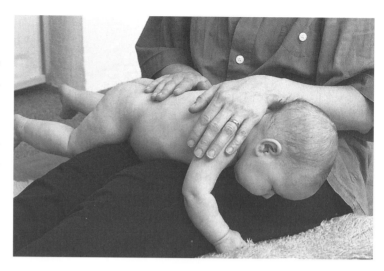

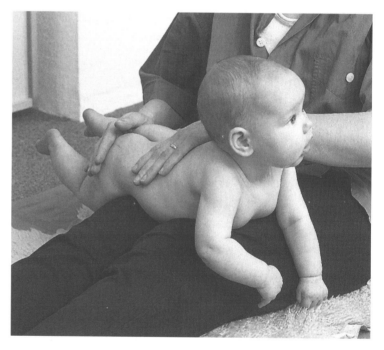

Apoyar una mano sobre las nalgas del bebé; la otra mano se mueve en varias pasadas desde la nuca hacia las nalgas, con fuerza y rítmicamente.

Una mano sujeta los dos tobillos del bebé para estirar las piernas; la otra mano realiza varias pasadas desde la nuca, pasando por la espalda, las nalgas y las piernas hasta los pies, con fuerza y rítmicamente.

La cara

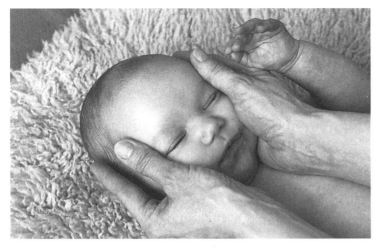

De nuevo echado de espaldas el niño, con los pulgares de ambas manos acariciamos desde el centro de la frente hacia los lados, al tiempo que los demás dedos permanecen apoyados sobre las sienes.

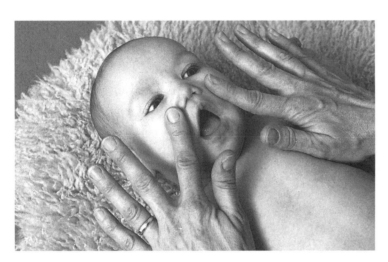

Acariciar con los pulgares desde las aletas de la nariz hacia arriba, hasta las cejas, desde el nacimiento de la nariz hacia abajo, hasta las aletas, continuando luego por debajo de los pómulos hasta los lóbulos de las orejas.

Tirar suavemente de las comisuras de la boca hacia las orejas.

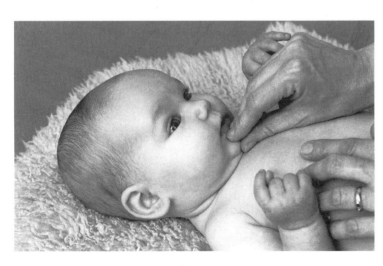

Masajear las mejillas trazando pequeños círculos, y pellizcar la barbilla entre las yemas de los dedos.

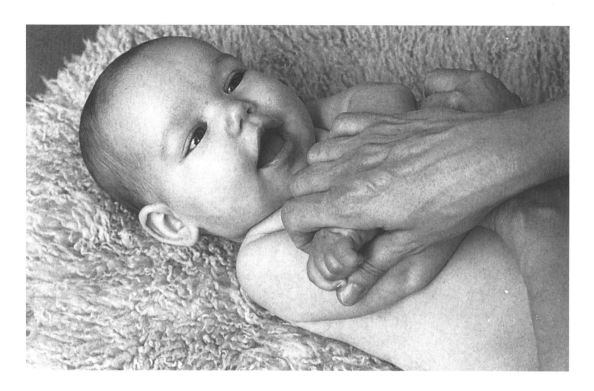

Yoga para bebés

Toma las manos del pequeño y crúzale los brazos sobre el pecho, estrechándolos un poco. Ábrele los brazos y crúzalos de la manera opuesta, es decir, primero el brazo izquierdo arriba, luego el brazo derecho arriba.

A los bebés un poco desarrollados les divierte abrir los brazos hacia los lados para cruzarlos después sobre el pecho, «así de grande y así de pequeño». No obstante, si vemos que el bebé todavía rechaza esa apertura, dejaremos que permanezca redondo, o sea, hecho un ovillo.

Toma la pierna izquierda y el brazo derecho para cruzarlos el uno sobre el otro y devolverlos luego a su postura normal. En esa postura el pie apunta hacia el hombro contrario y la mano hacia la entrepierna. Repetir varias veces y pasar luego a la otra diagonal.

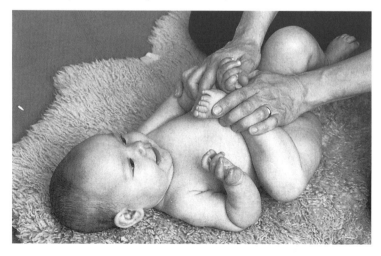

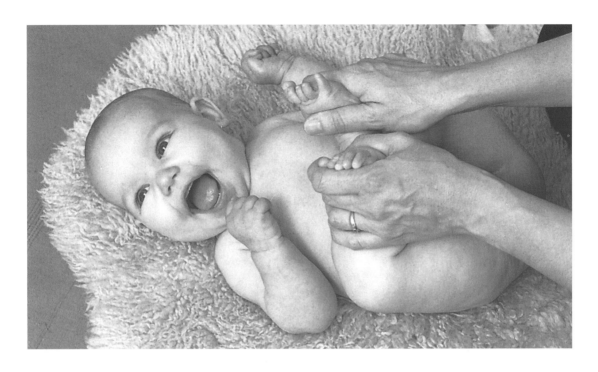

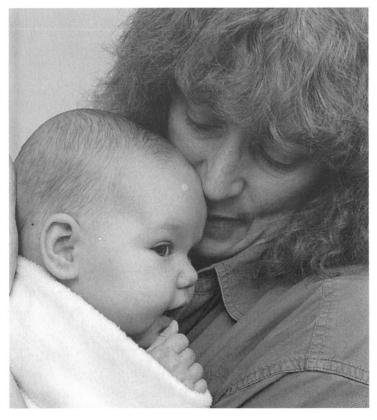

Cruza las dos piernas sobre el vientre como en la postura del sastre. Empuja las rodillas hacia el pecho. Abrimos y pasamos a la postura simétrica. Si el bebé lo admite, podemos estirarle ahora las piernas en paralelo hacia abajo para cruzárselas de nuevo. Cuanto menor sea su edad, mayor será su tendencia a hacerse un ovillo, como cuando estaba en el seno materno, y no aprende a desplegarse sino poco a poco. ¡En yoga no se fuerzan jamás los límites naturales de la movilidad infantil!

47

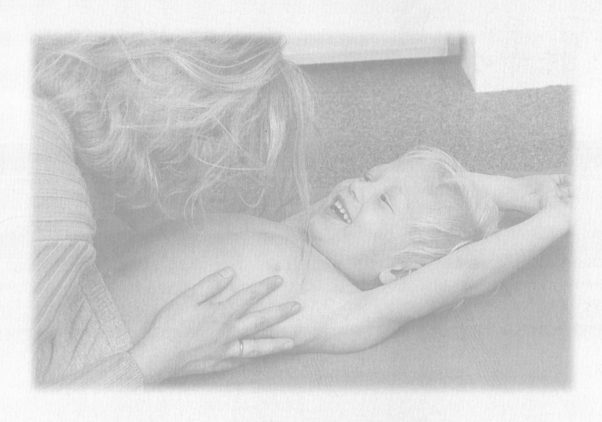

Alas de ángel, en la barriga el mar,
estación lavacoches también,
pata de gato, carrera de ratón,
todos los dedos quieren bailar.

Anda, cuéntame un cuento,
vamos a jugar, vamos a decir versos.
Quiero correr, quiero reír,
quiero hacer travesuras contigo.

M. K.

Capítulo 3
Cuentos y juegos sobre la piel

Con la mano y el pie: Juegos para los más pequeños

Cuando el bebé ha empezado a gatear y está aprendiendo a ponerse en pie, su característica curiosidad le induce a sacar todo el provecho de esas facultades motrices recién adquiridas. A veces se diría que ha entrado en una fase de actividad frenética. En lo que muchas veces tropieza con sus propias limitaciones y con los límites de la paciencia de sus padres y hermanos.

Esas polvorillas apenas van a quedarse un rato quietas para recibir un masaje tranquilo. Como mucho, lo admitirán a la hora de acostarlos. Pero si las manos o los dedos del adulto se pasean sobre el cuerpo del niño a saltos, a pasos de baile o patinando, si hacen agradables cosquillas y además hay ocasión de escuchar un cuento, puede que les resulte lo bastante emocionante como para permanecer un rato quietos.

El caso es que ha aumentado al mismo tiempo el interés hacia la palabra hablada. Si antes el bebé escuchaba con agrado los sonidos de la voz, ahora empieza a fijarse en determinadas palabras y frases.

A los bebés y a los niños pequeños les gusta la cadencia del verso, en especial si va unida al contacto corporal. Entre nosotros son muy populares los juegos de manos y muchas familias tienen algunos de su invención. El adulto apenas comprende cómo el pequeño exige una y otra vez, por ejemplo, la repetición del mismo pareado, celebrándola con grandes muestras de alegría. Y cuando tiene edad suficiente para hablar, las palabras «otra vez» son la reacción reiterada cuando escucha alguna de sus rimas predilectas. Es una experiencia sensorial excitante ese tipo de juego con el propio cuerpo, en contacto con otras personas y acompañado del lenguaje. La actividad, el ritmo y la palabra contribuyen a estimular el desarrollo mental, el psíquico y el corporal. El niño se familiariza con los estímulos corporales, aprende a reconocerlos, adquiere destrezas verbales y de comunicación. Las repeticiones transmiten una sensación de estabilidad, de seguridad.

Estos juegos también son una manera de ponerse en relación con el bebé adecuada para los abuelos, los tíos, la cuidadora, etc. El valor de los juegos de manos para el desarrollo infantil es un redescubrimiento reciente.

Muchas de las rimas infantiles tradicionales, sin embargo, ya no tienen relación alguna con el campo de vivencias de un niño actual. Sin embargo siguen gozando de popularidad entre personas de todas las generaciones, entre otras cosas porque sus propios recuerdos de infancia van vinculados a esas canciones. No faltan repertorios de rimas modernas.

O podemos improvisar nosotras mismas, ¿qué te parece? ¡Ni siquiera es tan difícil! Puedes inspirarte en alguna de estas sugerencias. (Los poemas son de la autora salvo mención en otro sentido.)

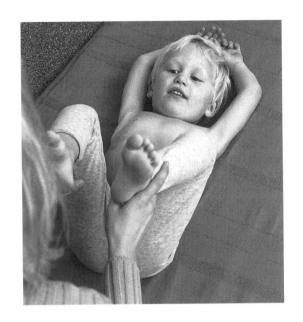

Juego para despertar
(tradicional modificado)
Para jugar con dos piernas pequeñas, dos manos de adulto y mucha alegría.

Buenos días, piernecitas,
¿cómo os llamáis vosotras?

Caricia leve en ambas piernas desde la pelvis hasta los pies.

Yo soy patunga,
yo soy patungo.

*Levantar primero una pierna,
luego la otra.*

Este pie es pinrelín,
el otro es pinrelón.

Frotar un pie con el otro.

Pinrelín y pinrelón
salieron a dar un paseo.

*Realizar movimiento de marcha
con los pies.*

Pasaron por los pantanos
sin calcetines ni zapatos.

*Marcha más lenta, chasquear la lengua,
«chap, chap», al mismo tiempo.*

Cuando sale mamá y mira,
desaparecen por la esquina.

*Gesto de mirar por la esquina y
movimiento rápido con cambio de dirección.*

50

Los sapitos
(tradicional)

Los sapos de la laguna	*Toma la mano del bebé en tu izquierda; con la derecha abierta acaríciale la palma de la mano.*
huyen de la tempestad;	*Lo mismo.*
los chiquitos dicen: tunga,	*Lo mismo.*
y los grandes: tungairá.	*Correr con los dedos sobre la palma de la mano.*
¡Sapito que tunga y tunga,	*Encoger los dedos; ahora la mano adulta contiene la mano pequeña y ésta la otra mano adulta encogida.*
sapito que tungairá!	*Girar la mano infantil doblando la muñeca.*

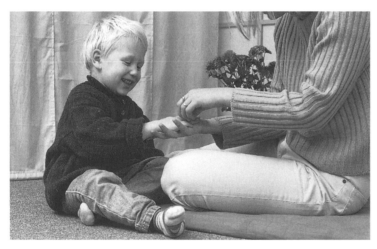

Toma dinero
(tradicional)

Esto es un ducado,	*Tomar una mano del niño en la propia.*
que es mucho dinero,	*Con la palma de la otra acariciar la*
para que vayas al mercado,	*palma de la mano del pequeño*
que te compres un cordero,	*desde la muñeca hasta las puntas*
que te compres una oveja,	*de los dedos. Con el último verso,*
¡esconde la mano que viene la vieja!	*hacerle cosquillas en la palma de la mano.*

El tobogán

A un tobogán el niño subió,

Pasear con los dedos brazo arriba del niño hasta el hombro.

hasta arriba se encaramó,

Escalar la cabeza.

en lo alto el niño se paró

Los dedos se quedan de pie sobre la cabeza.

y se puso a mirar alrededor.

Hacen como que se vuelven a un lado y al otro.

Sobre su trasero luego se sentó

Apoyar la mano de plano sobre la cabeza.

y resbalando bajó, jó jó.

La palma de la mano resbala sobre la cara y el cuerpo del niño con la exclamación final.

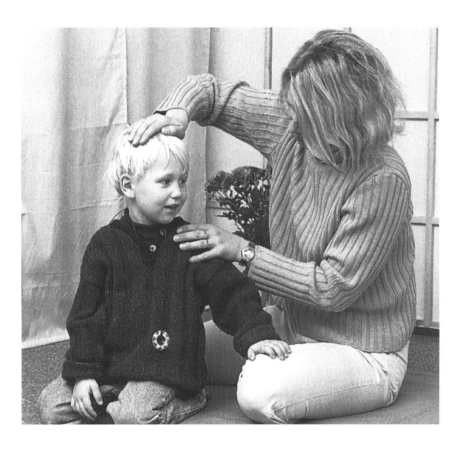

Uno subió por la escalera
(tradicional)

Un señor	*Caminar con los dedos*
subió por la escalera,	*por el brazo del niño arriba.*
llama a la puerta,	*Golpear con la yema del dedo en la frente.*
din dilindón.	*Tirar del lóbulo de la oreja.*
Buenos días, señora,	*Topar sobre la nariz.*

Repeticiones: en vez de «un señor»: una señora, un niño, un perro (que naturalmente dice «guau, guau»).

De este juego pueden idearse infinidad de variaciones. Es muy popular la variante siguiente: después de «tocar el timbre», pellizcar la punta de la nariz y decir «buenos días, señor (o señora) Pitufo (Pitufa)».

Oso o ratón
(tradicional adaptado)
Para jugar sobre la espalda o la barriga del niño

¡Eh, mira quién viene aquí! ¿Será un oso grande o tal vez un elefante de algún lejano país?	*Palmadas sobre el cuerpo del niño imitando pasos.*
No, que es un ratoncito que visita a su hermanito.	*Caminando con las puntas de los dedos.*
Los dos bailan a corro cogiendo el rabo del otro.	*Las puntas de los dedos «bailan» rápidamente sobre el niño. Para terminar, una mano agarra el dedo meñique de la otra.*

Cocodrilo del Nilo

Éste al África marchó,
éste muy triste se quedó.
Éste en el puerto lo despidió
con este otro diciendo «¡Adiós!».
Y éste dijo: «Cuidado con el Nilo,
que vive allí un gran cocodrilo».

Con la mano derecha mantener vertical la mano del niño, y empezando por el pulgar, tocar uno tras otro los dedos del pequeño y sacudirlos un poco. Al final la mano izquierda del adulto, que representa al «cocodrilo», se «come» la mano del niño.

Dibujar historias sobre la piel

A los niños les agrada que les cuenten «historias» que describan una pequeña acción, por ejemplo «cocer una pizza», acompañada de contactos más o menos descriptivos. Así estimulamos de manera simultánea los sentidos y las facultades. El niño siente y oye, y su imaginación va formando imágenes placenteras. Haz que colaboren tu fantasía y la de tu hijo; pronto se os ocurrirán muchas historias nuevas. Para ello sirven las experiencias corrientes de la vida infantil (por ejemplo, «reparar las alitas» o el «masaje para todo tiempo»). Al mismo tiempo le ayudamos a integrar las vivencias de la jornada.

En otros masajes el recurso de las imágenes sirve para que el niño se concentre mejor en las sensaciones que se le transmiten (por ejemplo el «pata de gato» o «un barco se echó a la mar»). Entonces su fantasía le ayuda, durante el masaje, a convertir los estímulos táctiles en visualizaciones, que intensifican a su vez la sensación.

Cuando tú y tu hijo vais desarrollando por aproximación el tipo y la intensidad del masaje (por ejemplo en los juegos «estación de servicio» y «lavar el cabello»), fomentamos su capacidad para distinguir y expresar sus propias necesidades. La breve conversación previa lo predispone para el masaje, le proporciona la oportunidad de asentir, casi como si él nos diese el encargo. De este modo él percibe y demuestra su autonomía corporal.

A partir de la edad en que asisten al jardín de infancia estos masajes también pueden practicarse de niños a niños, aprovechando los ratos de tranquilidad o como parte de la educación motriz.

En la edad escolar las pequeñas sesiones o «unidades» de masaje preparan una hora de clase, sirviendo de puente un descanso, o la hora de educación física. El niño que recibe el masaje se sienta a horcajadas en una silla, o en el suelo; el otro se coloca detrás de él, de pie o de rodillas. Para ello no deben quitarse la ropa, excepto si llevan algún jersey demasiado grueso.

Masaje para todo tiempo

Está indicado para edades de tres o cuatro años en adelante. Lo acompañamos con un «parte meteorológico» y durante el relato adaptamos la voz al «dramatismo» de las intemperies.

El pequeño echado boca abajo y la persona que le administre el masaje, menor o adulta, sentada a un lado procurando ponerse cómoda. Para empezar se frotará las manos como si quisiera lavárselas en seco, y luego las sacudirá un poco para relajarlas.

«Esto es un prado muy grande.» (Es más hermoso si nos referimos a un paisaje que hayamos visitado juntos, una playa, una arboleda, un claro en el bosque, el parque de los juegos cotidianos.)
Las palmas de las manos pasan sobre la espalda como para alisarla.

«El cielo está despejado.»
Acariciar la espalda desde la nuca hacia abajo hasta las caderas.

«El sol brilla.
El calor de sus rayos inunda todo el prado.»
Pintar líneas en forma de figura estrellada, con los dedos separados de ambas manos y hacia todos los lados, partiendo de la cintura.

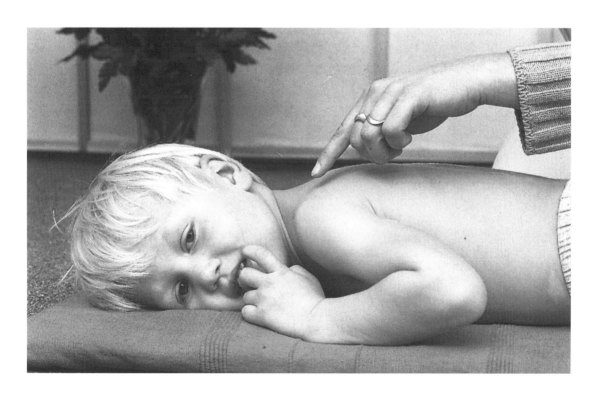

«En el cielo aparecen ahora unas nubes muy grandes.»
Las palmas de las manos trazan grandes círculos irregulares que tratan de emular el aspecto de los cúmulos, rozando con suavidad toda la espalda e incluyendo siempre los hombros y las caderas.

«Cae una lluvia blanda de verano en forma de goterones gordos.»
Repicar con los dedos de ambas manos sobre la espalda, manteniendo relajadas las propias muñecas y los hombros.

«Unos relámpagos cegadores desgarran el cielo, ¡es una tormenta!»
El dedo índice pinta en zigzag desde la nuca hasta las caderas simulando rayos, a ratos sigue lloviendo y pasan más nubes por encima de la espalda.

«La lluvia va escampando hasta que no caen más que unas gotas.»

Lavar el cabello

El niño sentado en la postura del sastre, en caso necesario con ayuda de una almohada, o bien a horcajadas en una silla, el cuerpo bien erguido.

Para empezar podemos introducir un pequeño diálogo que la ponga en situación.

Saludo en el salón de belleza.
«Buenos días, señorita, ¡qué guapa está usted hoy! ¿En qué puedo servirla?»

«Se levanta un velo de niebla.»
Las dos manos acarician lenta y suavemente a grandes círculos que abarcan toda la superficie de la espalda.

«Aparecen los primeros rayos del sol.»
Con varios dedos, dibujar rayas desde la cintura hacia arriba, hacia abajo y hacia los costados.

«Hasta que vuelve a lucir en todo su esplendor.»
Dibujar los rayos con todos los dedos de ambas manos.

«Y el cielo queda de nuevo completamente limpio y claro.»
Algunas pasadas rozando desde la nuca hacia abajo.

«¿Lavar el cabello? Sí, cómo no, con mucho gusto, ¿y secar con el secador también? ¿Y un masaje en el cuero cabelludo?»

O más sencillamente:
«¿Quieres que te lave la cabeza? ¿Damos un poco de masaje de puntas?»

Una vez obtenido el asentimiento del niño, nos ponemos a trabajar.

«Para empezar vamos a remojar el cabello. ¿Está caliente el agua?»

Con las yemas de los dedos no demasiado rígidas y las manos acariciamos desde el nacimiento del cabello pasando por la nuca hasta los hombros bajando hasta los omoplatos.

«Ahora el champú. Estás viendo una estantería y hay en ella muchas botellas, cada una de un color distinto. Escoge tú, ¿de qué color quieres el champú para lavarte el pelo?»
Se toma de la imaginaria estantería la no menos imaginaria botella y hacemos como que la abrimos.

«¡Ah, qué color tan bonito tiene!»
Derramando un chorro fino de champú sobre la cabeza. Los dedos separados acarician el cabello desde el nacimiento hacia la nuca.

«¡Y ahora la espuma! ¡Una espuma espesa, colorada (amarilla, verde)!»
Difundir el champú dando un buen masaje al cuero cabelludo.
También hay que lavar los cabellos de la nuca.

«¿Está bien así? ¿Un poco más? ¡Como gustes! ¿Las puntas también?
»¡Terminado! Vamos a aclarar.
»Esto es la ducha, el agua caliente corre por la cabeza, la nuca y la espalda, bien caliente y coloreada.»

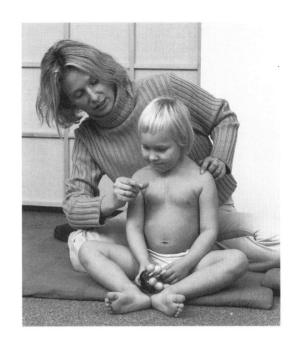

Rozar varias veces con ambas manos, los dedos un poco separados, desde el nacimiento del cabello pasando por la cabeza, la nuca, los hombros y toda la espalda caderas abajo hasta los muslos.

«Ya está. Ahora hemos quitado el color y voy a secarte con una toalla bien mullida y suave.»
Frotar con la palma de la mano emulando el movimiento circular de secar con una toalla.

«Y ahora el secador.»
Soplar con fuerza, o abanicar con las manos al tiempo que imitamos el ruido del electrodoméstico.

Ponemos fin a la sesión con un pequeño juego de rol (peinar, mirarse en el espejo, pagar el servicio, despedirse).

Reparar las alitas

El niño sentado a horcajadas sobre una silla, o en la postura del sastre en el suelo. El adulto, de pie o arrodillado junto a él, va diciendo la narración para acompañar el masaje.

«Imagínate que eres un ángel que ha volado durante mucho tiempo y ha vivido muchas aventuras.»

Para esto pueden servir las vivencias actuales del pequeño, por ejemplo, que hoy el ángel sobrevoló el jardín de infancia y puso paz en una pelea entre los niños, o que evitó que uno cayese y se hiciera daño, o que se alegró de que nuestro hijo lo pasara tan bien con sus amiguitos, etc.

«Ahora el ángel está un poco cansado y se ha sentado en su nube. Ha sido una jornada larga y trae las alas bastante desplumadas. Para empezar, hay que esti-

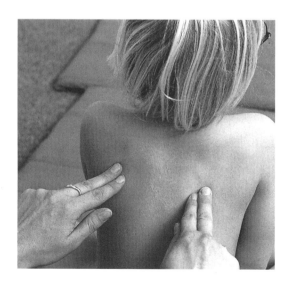

rarlas bien hacia los dos lados, desde los hombros.»

El niño ejecuta estos movimientos.

«Entonces viene un ángel grande y se pone a pulirle las plumas.

»Le coloca las dos manos sobre los hombros, con firmeza, tranquilamente, y nuestro ángel siente el calor.»

El adulto irá dando masaje a compás con el desarrollo de la narración:

«Al cabo de un rato el ángel grande empieza a hacer con sus manos unos movimientos pequeños de vaivén, como unas sacudidas.

»Todo sucede como si se tratase de invitar a los hombros a que se ablanden y aflojen. Las manos del ángel grande exploran los hombros, los remueven, pasan hacia los brazos y los omoplatos.

»Aquí son más agradables esas ligeras sacudidas y nuestro ángel pequeño descansa de verdad y se siente relajado.»

«A los ángeles sobre todo les gusta que les toquen las alas alrededor de los omoplatos.»

Dibujar círculos con dos dedos apoyados sobre la piel, sin levantarlos, y repetir luego la operación en los bordes de los omoplatos.

«El ángel grande alisa las plumas de las alas.»
Con los dedos separados, dar varias pasadas desde los omoplatos hacia los hombros y brazos abajo.

«Cuando las alas han quedado otra vez lisas y brillantes, el ángel pequeño se estira, y luego vuelve la cabeza a là derecha y a la izquierda para mirárselas, ¡qué alas tan preciosas!»

Estación de servicio

Muchos niños habrán pasado ya con sus padres por el tren de lavado de coches, que es un espectáculo fascinante: cepillos enormes que giran, varias fases de lavado diferentes, una fuerza misteriosa que tira del coche obligándolo a avanzar, chaparrones de agua sobre la carrocería y un secador enorme que sopla sobre el automóvil. ¡Una auténtica aventura de la vida moderna!

El niño echado en principio de espaldas, el adulto arrodillado a su lado.

«A ver, ¿qué coche vas a ser hoy?»
Citamos varios modelos de automóviles que el niño o la niña conozca, tal vez sugiriendo otros menos habituales, por ejemplo:

«¿Vas a ser un Passat o un Mercedes? ¿Un coche grande o un utilitario? ¿Un coche de carreras? ¿Una genoveva? ¿El camión de un circo? ¿Un tractor del campo?

»¿Llevas mucha suciedad hoy o sólo un poco? ¿Te apetece un lavado fuerte o suave?

»¿Qué programa de lavado elegimos hoy?

»¿Lavar y secar nada más, o dos lavados, secado y sacar brillo?
»¿Con poca o con mucha espuma?
»¿Lavado de ruedas y protección de bajos?
Este diálogo puede llevarse con mayor o menor detalle según el grado de comprensión técnica que haya alcanzado el niño.

»Serán diez euros.»
El pequeño hace el gesto simbólico de depositar unas monedas en la mano del adulto.

«Vamos a empezar. ¿Están cerradas todas las ventanillas?»
Se pone en marcha el tren. Como es natural, para un mejor efecto podemos imitar los ruidos conocidos, como zumbidos, roces, traqueteo del coche.

«Para empezar se remoja bien toda la carrocería.»
Pasadas enérgicas sobre todo el cuerpo, de la cabeza a los pies.

«Ahora la ducha de espuma activa.»
Poca o mucha, según lo convenido previamente; serán movimientos circulares, con roce leve.

«Vienen los cepillos pequeños.»
Con las dos manos, efectuar movimientos circulares la una alrededor de la otra, de la cabeza a los pies y con un poco más de firmeza que antes.

«Ahora los cepillos grandes.»
Pasadas haciendo rodillo con los antebrazos.

«Ha quedado bastante limpio ya.
»Ahora pasamos al secado.»
Pasar con las manos por encima del pequeño, rozando apenas.

«A limpiar los faros con el trapo.»
Movimientos circulares sobre la cara.

«Sacamos brillo a la carrocería.»
Si se ha convenido al empezar: pequeños movimientos circulares sobre la cabeza, el pecho, la barriga, las caderas, los brazos y las piernas, presionando un poco.

«Protección de bajos.»
El niño se tiende boca abajo, y damos masaje a la espalda en forma de círculos pequeños desde la cabeza hacia abajo hasta los pies, con la fuerza que el propio niño reclame por resultarle más agradable.

«Para terminar, las ruedas.»
Unas pasadas finales acariciando las manos y los pies.

«¡Ahora sí que está brillante el coche! ¡Parece nuevo!
»¡Que tenga usted buen viaje!»

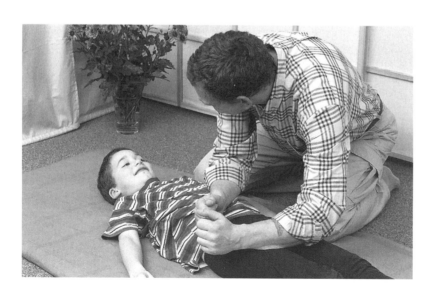

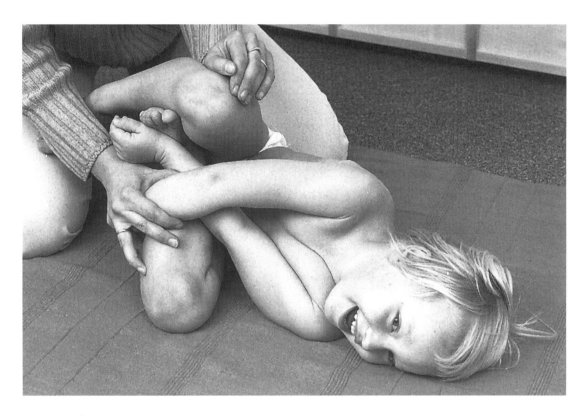

Despachar un paquete

«Vamos a enviar un paquete a mamá (a la abuela, a la tía, a unos amigos), que se alegrará mucho cuando lo reciba.

»¡Ah! Aquí tenemos una caja, vamos a abrirla.»

Colocamos al niño de espaldas y abrimos brazos y piernas hacia los lados como si fuesen las solapas de cartón.

«¡Hum! ¿Qué pondremos aquí? Unos chocolates, unos turrones, una carta cariñosa, un animalito de peluche...»

Y todo lo que se nos ocurra, eligiendo a ser posible objetos que le resulten conocidos al pequeño. Cada vez que nombramos uno de los objetos tocamos la barriga del pequeño con

más o menos fuerza y dando a entender una cosa más o menos grande, según corresponda.

«Ya está lleno el paquete, ahora vamos a dejarlo bien atado.»

Dibujamos un imaginario "cordel" de arriba abajo y de izquierda a derecha con el que empaquetamos simbólicamente al niño, y le recogemos los brazos y las piernas doblándolos sobre el cuerpo.

«Y ahora, ¿cómo escribiremos la dirección?

»Sí, usaremos una cera, que es blanda y hace la letra gorda.»

O bien un pincel, y pintamos las letras, o un

bolígrafo porque nos gusta escribir con él.
Acostamos al niño sobre un lado, hacemos
como que alisamos la espalda para escribir
las señas y luego ponemos el nombre, la calle
y la ciudad anunciando en voz alta lo que estamos escribiendo.
La calidad del contacto tratará de emular la
del instrumento de escritura que supuesta-
mente hayamos elegido.

«Y por último, el sello.»
Dibujamos un rectángulo y dentro de él una
pequeña imagen, el dentado de los bordes, lo
humedecemos con la lengua y lo pegamos.

«Señor cartero, ¿querría hacernos el favor de poner la estampilla?»
Apretar en la nalga o dar una ligera palmada.

«¡Despachado!»
Cuando el niño es de muy corta edad le gusta
ser transportado como «paquete» a donde esté
el otro progenitor.

«Aquí tiene usted un paquete postal
muy grande y pesado.»

«¡Ah, sí! ¡Muchas gracias! ¿Quién lo
envía?

»Voy a desenvolverlo en seguida, estoy
impaciente por ver lo que contiene.»
Se desata el paquete y se abre, desdoblando
los brazos y las piernas del niño, entre caras
admiradas y manifestaciones de asombro.

Perro caliente

Si ya hemos visitado con nuestro pequeño algún restaurante rápido o simi-
lar quizá recordaremos que en este lugar u otro parecido hemos comido un
hotdog. Explícale el significado de estas
palabras y dile que en realidad no significa otra cosa sino un panecillo con una
salchicha. Si expresa el deseo de saber
lo que es, lo echaremos de costado sobre la mitad de una manta extendida y

nos sentaremos o arrodillaremos a su
lado.

«Para empezar aquí tenemos la salchicha.»
Varias pasadas rozando suavemente de la
cabeza a los pies, como dando forma a una
salchicha larga y delgada.

«Ahora la mostaza.»
Pasada serpenteante de la cabeza a los pies.

¿El señor quiere ketchup?
Como el ketchup suele gustarles mucho a los niños, podemos repetir la pasada varias veces o hacer como que echamos una buena cantidad.

«Unas rodajas de pepinillo.»
Dibujar círculos pequeños sobre el cuerpo.

«¿Quiere unas rodajas de tomate?»
Dar una leve palmada cada vez que depositamos una de las supuestas rodajas.

«Ahora la cebolla frita.»
Cosquillear con los dedos distribuyendo desde la cabeza hasta los pies.

«Y para terminar, tapamos con la otra mitad del pan.»
Doblamos la otra mitad de la manta sobre el pequeño de manera que sólo asome la cara.

«¡Hmmm! ¡Debe estar delicioso!»
Hacer como que le damos varios mordiscos.

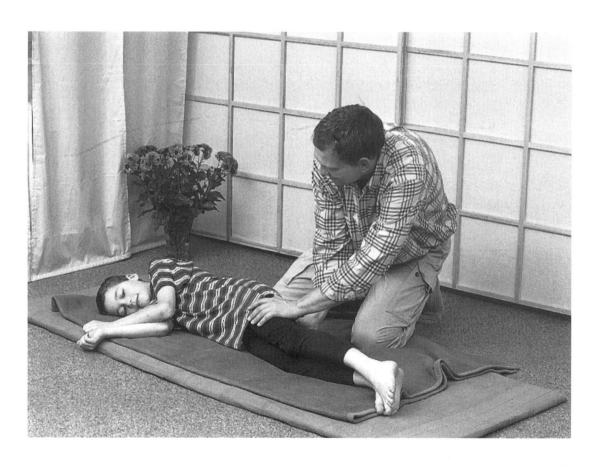

Barco que emprende singladura

El niño echado de costado, ambos brazos relajados y extendidos hacia abajo.

«El barco está amarrado en el puerto.»
Tu mano descansa debajo del omoplato infantil.

«Unas olas pequeñas lo mecen.»
Efectuar un movimiento de mecedora con la mano que está debajo del omoplato.

«Va a empezar un viaje. Por ahora sólo será una pequeña excursión.»
Brazo abajo rozando con la mano de plano, relajada, hacia la mano infantil, y luego en sentido inverso hasta el hombro.

«Ahora una salida a alta mar.»
La mano pasa de plano por el hombro y el pecho del niño hacia la barriga, donde reposa *meciéndose al compás de la respiración.*

«Allí las olas son amplias y lentas como tu respiración.»

«El barco reanuda su viaje por el ancho océano.»
La mano continúa pasando por la cadera infantil y desciende hasta el pie.

(Durante una singladura así son posibles muchas aventuras, naturalmente: una tormenta con gran oleaje, una geografía de navegación complicada con muchos arrecifes y rocas: la cara del niño, por ejemplo. Menos mal que regresa siempre y felizmente a puerto.)

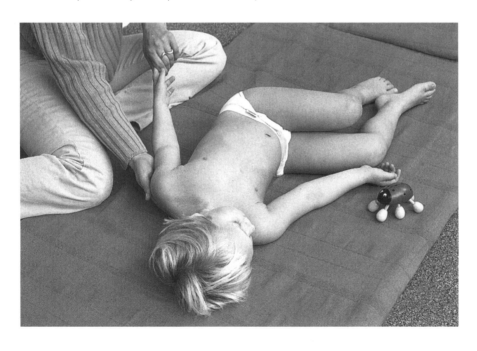

Hornear una pizza

El niño echado boca abajo.

«Para empezar preparamos la tabla.»
Con el antebrazo o con las palmas de ambas manos, alisar la espalda, incluyendo los hombros y las caderas del pequeño.

«Tomamos medio kilo de harina.»
Se describen círculos rozando con la palma de la mano sobre la espalda.

«A la harina le añadimos un pellizco de sal, así como la levadura.»
Ligeros contactos con las puntas de los dedos.

«Y ahora el huevo.»
Movimiento fluido desde el centro hacia los costados como una clara que se derrama.

«Amasamos la harina.»
Trabajando desde los lados hacia el centro, juntar la «masa» y amasar con fuerza la espalda del niño, procurando recorrer toda la superficie desde los hombros hasta las caderas, nalgas inclusive.

«Aplanamos la masa.»
Movimiento como de rodillo con el antebrazo, como cuando hay que extender una masa sobre la tabla.

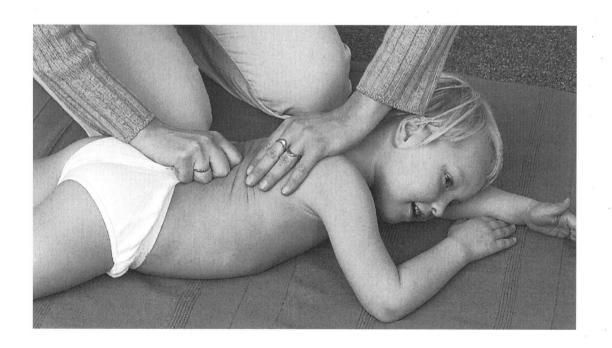

«Y ahora los ingredientes.

»Para empezar, unos chorritos de salsa de tomate.»

Tocar la espalda con movimientos ligeros y veloces.

«A continuación unas rodajitas de salami.»

Pequeñas palmadas con la mano de plano repartidas por toda la espalda.

«Tal vez convendría añadir unas aceitunas picadas, o unas anchoas, o también...»

Consultamos al pequeño para que componga su pizza favorita, e interpretamos sobre la espalda los añadidos que nos vaya diciendo.

«Se espolvorea todo con un puñado de queso rallado.»

Contactos repetidos a manera de pellizcos.

«Orégano.»

Una serie de roces muy suaves.

«Una pizca de aceite.»

Con las puntas de los dedos, trazar varias líneas en la espalda.

«Ahora la pizza ya está terminada, y vamos a meterla en el horno.»

Con las dos manos, dar varios empujones en las nalgas del niño en dirección a la cabeza.

«Ahora se cocerá la pizza hasta dejarla bien caliente y crujiente.»

Tirar un poco de las caderas infantiles.

«Para terminar, la cortamos en porciones.»

Con el canto de la mano, dibujar líneas entrecruzadas en la espalda del niño, como si fuésemos a dividir la «pizza» en porciones a la manera de una tarta.

«¡Que aproveche!»

Masaje de pata de gato

Es algo peculiar el movimiento que requiere este masaje; se recomienda ensayarlo en el propio muslo.

Se apoya la muñeca de la mano derecha y se hace rodar apoyando sucesivamente la palma y las puntas de los dedos. En ese preciso instante la otra mano prolonga la acción ejecutando el movimiento a continuación; las manos deben relevarse sin solución de continuidad. Los hombros de la persona que da el masaje permanecen relajados. Para el niño que lo recibe el efecto se compara al que produciría un gato grande paseándose sin sacar las uñas por la espalda, incluyendo la nuca, la cabeza y las caderas.

El niño tranquilamente echado boca abajo, o sentado en una silla, apoya la cabeza en una mesa. Para administrar el masaje nos colocamos detrás de él, de pie o de rodillas según la estatura infantil o la altura del mobiliario. Para los más pequeños será un gato gordo o un tigre de grandes patas el que se pasea sobre su persona; a los mayores les gustará aunque no les contemos nada.

Por cierto que este tipo de masaje puede hacernos muy populares entre nuestros conocidos de cualquier edad, por ejemplo los compañeros de trabajo fatigados por largas horas de escritorio, o los hijos ya mayores que estudian en vísperas de un examen.

El escarabajo pelotero, el erizo y sus hijos, las bolas de oro

Las diferentes calidades táctiles de diversos objetos aplicados a la piel garantizan la diversión.

Una bola de madera, una naranja, una pelota de tenis, un cepillo, al moverse por la espalda, los brazos y las piernas puede suscitar sensaciones agradables. Estos objetos pueden inspirar pequeños relatos; las esferas se convierten en soles dorados y calientes que ruedan por la espalda, o espíritus camino de un gran congreso de ánimas esféricas. Por ahí pasean el señor erizo y sus hijos, incluso piernas abajo y a lo largo de los brazos, y el más atrevido salta a la cabeza del pequeño.

Sobre la piel desnuda las plumas, las esponjas, los lomos de las cucharas, los cepillos, los peines y hasta una madeja de lana producen estímulos interesantes. Sin duda se te ocu-

rrirán otros muchos objetos. Que el niño adivine cuál es el que le está tocando, y luego te tocará el turno a ti...

En las tiendas especializadas pueden comprarse ahora distintos aparatos de masaje, con bolas de madera por ejemplo, y no hacen falta muchas instrucciones para saber qué puede hacerse con ellos. Félix y Sara, por ejemplo, los han convertido en coches de carreras que deslizan sobre la espalda de su madre.

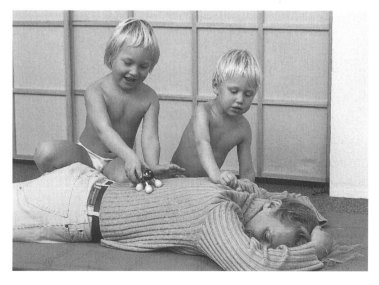

Bendición que sana,
si alguna vez enfermas,
yo te cuidaré.
Te tomaré en brazos
y te acariciaré.
Muy unidos estaremos,
juntos lo venceremos.
Yo conozco el remedio,
su nombre es amor.
En su plenitud, envuelto
con mis manos estarás
hasta sentirte mejor,
y los dos sentiremos
renovado valor.

M. K.

Capítulo 4
Masajes que curan y calman

Cuando el bebé o el niño se encuentra indispuesto o está tratando de superar una crisis anímica, podemos ayudarle por medio del masaje. En efecto, la imposición de manos es, como se sabe, uno de los más antiguos recursos de los sanadores y los taumaturgos. Un contacto cariñoso hace más llevadero el dolor, ayuda a desmontar el estrés, inspira confianza y sosiego; esas condiciones favorables preparan la curación. Los primeros días después del nacimiento, cualquier afección, cualquier «tirón» del crecimiento, las incidencias familiares como por ejemplo el nacimiento de un hermanito, los primeros días en el jardín de infancia. Todas estas etapas grandes y pequeñas de la vida infantil suelen originar inquietud y malestar. Pero, cualquiera que sea el motivo, un masaje puede reordenar el caos interior del niño y ayudarle a superar esas transiciones. Las sensaciones que transmite le comunican la noción del propio cuerpo y su frontera, que es la piel, y al mismo tiempo, este mensaje: «Estoy contigo, defiendo tu espalda, estoy en contacto contigo aunque todavía no sepas expresar tus emociones con palabras».

Un nacimiento difícil o una afección del bebé o de la madre pueden motivar una separación más o menos prolongada. Esto supone para ambos un trauma. El masaje puede contribuir al reencuentro después de tan dura peripecia, y paliar ese dolor mientras ambos anudan nuevas relaciones a través de la experiencia sensorial directa. Tú y tu bebé volvéis a estar juntos, todo irá bien.

Y si tienes alguna dificultad en ubicarte tú misma como madre, un masaje recibido con regularidad también te hará mucho bien.

El tacto es el lenguaje que nos sirve para consolar a un niño, calmar su dolor anímico o corporal, y resolver tensiones. El pequeño crece así sabiendo por propia experiencia que la cercanía, la dedicación y el contacto alivian y curan, y que no es el botiquín la parte más importante de ese proceso. Los niños que han disfrutado el contacto de sus padres como una parte natural de la dedicación y de la convivencia, incluso en momentos de crisis o tribulación, saben así que los humanos podemos ayudarnos directamente los unos a los otros. Ésa es una vivencia fundamental que pasa a formar parte del acervo de la experiencia. Hace posible que uno sepa ayudarse a sí mismo y ayudar a los demás.

Cuando un niño se halla indispuesto o sufre una crisis, la situación también afecta a los padres y amenaza con desequilibrar la armonía familiar. Es bueno que sepan que ellos pueden hacer algo para ayudar. En el contacto afectuoso con el niño y el ambiente solícito de la sesión de masaje ellos mismos también recobran la serenidad y renuevan fuerzas.

En este capítulo encontraréis sugerencias sobre cómo ayudar a un bebé prematuro o enfermo, y también en los casos de indisposición de los pequeños ya un poco crecidos. En el masaje, sin embargo, es fundamental atender a la intuición y a las observaciones propias. Si vemos y escuchamos que el pequeño agradece lo que estamos haciéndole, es que lo hacemos bien.

El pajarito que se cayó del nido

El nacimiento prematuro significa, para el bebé, un desafío extraordinario. En lo corporal, ha de luchar para adquirir funciones como la respiración, el control de la temperatura, la ingesta de los alimentos, su digestión y su excreción; en lo psíquico se le plantean dificultades como la separación de su madre, estar solo, la ausencia de la envoltura protectora que proporcionaba la matriz.

Si el prematuro o el nacido con alguna dolencia fuesen capaces de comunicarse, tal vez os escribirían una carta como ésta:

Querida mamá, querido papá:

Por favor, acercaos un poco más. Me gusta oíros y que me toquéis. En este cajón de vidrio no me falta calor, pero mi piel está desnuda y alrededor no hay nada. Para mí lo más bonito es sentir vuestras manos sobre mi piel. Entonces sé que existo y que la vida vale la pena. ¿Notáis cómo me relajo entre vuestras manos, cómo respiro mejor, cómo se me calienta la piel y se pone sonrosada? Espero llegar a abrir pronto los ojos. Mientras tanto, mis oídos y mi piel están completamente abiertos para vosotros. Acercaos, tocadme, habladme y cantadme canciones, aunque os dé miedo esa jaula de vidrio y tantos tubos, infusiones y monitores. Todavía necesito esos aparatos, y necesito de médicos y enfermeras. Pero sobre todo, os necesito a vosotros, vuestro contacto familiar, las voces que me envuelven de pies a cabeza.

Vuestro bebé

Se ha observado que los prematuros que reciben masaje aprenden más pronto a tomar el pecho, aumentan de peso, padecen menos infecciones y son psicológicamente más estables. Y también para ti será un consuelo el masaje, sabiendo que así le transmites a tu hijo sensaciones agradables en un mundo que, para empezar, no está siendo demasiado cordial para él.

El masaje de alas de mariposa, al principio limitado a un roce ligero de cabeza a pies, si os parece, y unos toques en la cara, es posible aunque el bebé se halle todavía en la incubadora. Se debe tocar al bebé de manera que lo note, pero con la mayor suavidad, procurando al mismo tiempo un ritmo lento y regular. Todos los días repetiremos la misma secuencia. También hay que hablarle, por ejemplo explicándole lo que hacemos, o cantar, para que oiga nuestra voz.

A los prematuros les gusta mucho que les apoyes una mano sobre la cabeza al tiempo que la otra sostiene las nalgas y los pies. De esta manera envuelves con las manos a la minúscula criatura tal como lo hacían las paredes de la matriz durante la gestación.

Dolor de barriga

Los bebés lloran por muchos motivos y uno de ellos puede ser el dolor de barriga. El aparato digestivo y su complicada interacción de numerosos factores, por ejemplo la secreción de jugos digestivos y la colonización del intestino con la flora bacteriana adecuada son procesos que se van realizando poco a poco. Para el bebé, esos ritmos en los que se alternan el hambre y la saciedad, la repleción y el vacío, o los movimientos intestinales, son novedades que experimenta como un peligro.

Conforme va creciendo, el hambre aumenta y por consiguiente hay que digerir un volumen de alimentos más grande: nuevas adaptaciones, y ésa es una tarea a la que se enfrenta el recién nacido sin que nadie, ni tampoco los padres, pueda ayudarle o evitarle esa dificultad.

El masaje no es que sea la panacea, pero reviste una importante función auxiliar. El masaje de ala de mariposa practicado con regularidad mejora el nivel de tolerancia frente al cólico, y además el estímulo sobre la piel tiende a reequilibrar las funciones intestinales.

También se facilita la actividad del intestino procurando evitar que se enfríen la barriga y los pies del niño: prendas interiores de lana, calcetines de abrigo.

Existe un masaje especial para tonificar el intestino y que además armoniza las funciones digestivas.

Deriva de la escuela oriental de shiatsu. La idea básica de este sistema de masaje salutífero japonés consiste en una noción tomada de la medicina china tradicional, a saber, que las diversas energías del organismo humano discurren por determinadas líneas llamadas los meridianos. Al excitar ciertos puntos de esos meridianos se activa la circulación en ellos, o se restablece caso de haber quedado bloqueada.

Realizado por una persona que haya recibido la formación especial de esa escuela, el shiatsu es agradable y contribuye al bienestar y al buen estado de salud. Pero, aun sin ser terapeutas completos, nosotros podemos tomar algunas técnicas del sistema, lo cual va a permitirnos hacer algo por nuestro compañero, nuestra compañera o nuestros hijos.

Como siempre que se va a iniciar una sesión de masaje, la temperatura ambiente de la habitación debe ser templada. Nos frotamos vigorosamente las manos para calentarlas y le solicitamos su permiso al niño, el cual estará echado de espaldas.

Tomar uno de sus piernas por el tobillo y levantarla hacia la cabeza. Al mismo tiempo los dedos de la otra mano acarician la parte posterior de la pierna desde la nalga hasta la articulación del pie. Se hará con cierta firmeza, de manera que se note el contacto. Repetir la operación con la otra pierna.

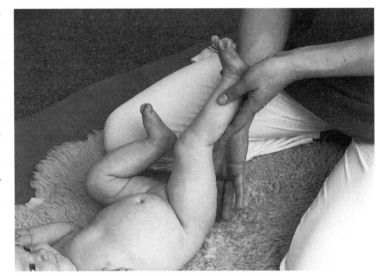

Levantar un poco las nalgas del bebé, pero sin que la espalda se despegue de la alfombrilla o manta. Apoyar el dedo índice y el medio a izquierda y derecha de la columna vertebral, a la altura de la primera vértebra lumbar. En estos dos puntos aplicaremos durante unos dos minutos una ligera presión acompañada de vibración.

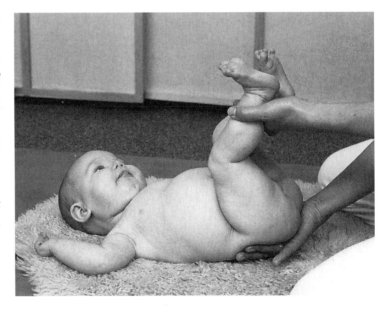

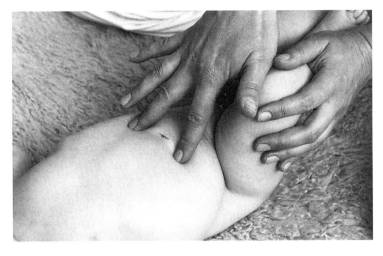

Aplicar el medio y el índice de una mano a uno y otro lado del ombligo, como a una pulgada (2,5 cm) de distancia. Como en el caso anterior, aplicar vibración con los dedos durante unos dos minutos.

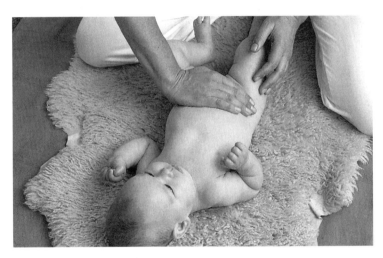

Cubrir el ombligo del bebé con la palma caliente de la mano. Cuando el niño exhale el aire aplicamos una ligera presión hacia la entrepierna. Se repetirá durante unos dos minutos, pero ¡atención!, que nunca se debe presionar sobre el vientre, sino más bien horizontalmente, con pequeños movimientos secos y rítmicos. ¡Sorpréndete al comprobar cómo se le acelera la respiración al bebé!

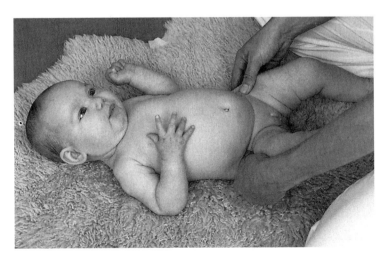

Amasar las ingles entre los dedos y el pulgar de una y otra mano durante unos dos minutos.

Apoyar una mano sobre el ombligo y masajear muy suavemente unas diez veces en el sentido de las agujas del reloj, sin levantar la palma sino removiendo la piel.

Después de unos minutos de descanso puedes repetir estos masajes desde el principio, si quieres.

Para estimular la actividad intestinal: levantar las piernas del pequeño y llevar las rodillas hasta la barriga. Dar un masaje breve y cuidadoso al esfínter con el dedo meñique. Por lo general el éxito no se hace esperar, en forma de ventosidades o de una deposición espontánea, aunque también es posible que se necesite la repetición regular del masaje, una vez al día, para que vaya instaurándose el resultado.

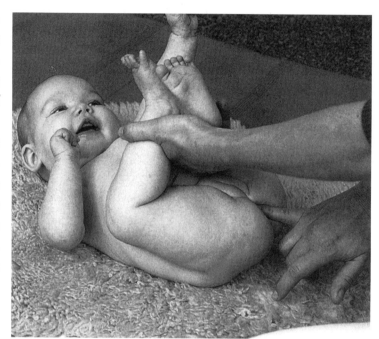

Gritos incontenibles

No siempre hay dolor de barriga cuando grita un bebé. Es un hecho incontrovertible, y que por supuesto no pasa desapercibido, que algunos bebés durante los primeros meses de vida lloran con violencia todos los días, poco o mucho rato, y sin que aparentemente se pueda hacer nada para calmarlos. Esto suele desesperar a los padres. Lo intentan todo, mecer al pequeño o tratar de distraerlo con arrullos y bailando con él por toda la habitación. En el mejor de los casos se consigue una interrupción momentánea del llanto, que retorna en seguida con redoblada intensidad.

¿Qué hemos hecho mal? ¿Qué podemos hacer? ¿Le pasa algo al bebé? ¿Soy una mala madre, o un mal padre? Cunden los reproches, la sensación de vergüenza. Son muchas las incógnitas que atormentan los nervios de los padres, aparte del griterío del bebé. Se ha

74

especulado mucho sobre los orígenes del fenómeno, que suele echarse a cuenta de los trastornos digestivos. Sin duda ésa puede ser una de las causas, aunque también se sospecha que es el sistema nervioso del recién nacido el que, desbordado por el exceso de sensaciones nuevas, no consigue «digerirlas»; es decir, que hay una sobreestimulación. Entonces el pánico se apodera del pequeño... y grita.

Pueden darse también traumas psíquicos, por ejemplo, cuando el parto ha sido muy difícil o se ha impuesto una primera separación de la madre; estas condiciones, a su vez, dificultan la adaptación al nuevo régimen de vida con sus alternativas de excitación y reposo.

Cuando se observan y documentan con exactitud las horas de llanto, suele observarse una cierta regularidad. Algunos bebés gritan por la tarde, otros más bien por la mañana. Unos lo hacen durante horas, otros no incordian más de media hora, ¡y desde luego, no hay ningún bebé que grite las 24 horas del día!

No parece que exista una solución específica.

No hay otro consuelo sino decirse que tarde o temprano, eso ha de terminar.

En presencia de uno de esos accesos que atormen-

tan al pequeño (y también a los que lo rodean), debes recordar que tu hijo está tratando de superar una etapa difícil. Es preciso que aprenda a orientarse en este mundo con su plétora de estímulos sensoriales. Poco a poco irá conociendo cuándo ha de abrirse a ese mundo y cuándo es hora de recogerse y procesar las últimas vivencias. Este período, que se prolonga habitualmente durante unas semanas, terminará. Podemos aliviar a nuestro bebé, pero no somos los culpables de lo que pasa, ni está en nuestras manos administrarle ningún remedio inmediato. Si lo tenemos presente, quizá nos sirva de ayuda para soportar mejor esos accesos: procuramos conservar la calma, respiramos con tranquilidad y tomamos al bebé en brazos con firmeza diciéndole «ánimo, tú puedes conseguirlo y yo te ayudaré». Esta convicción es importante. No dejemos que se nos

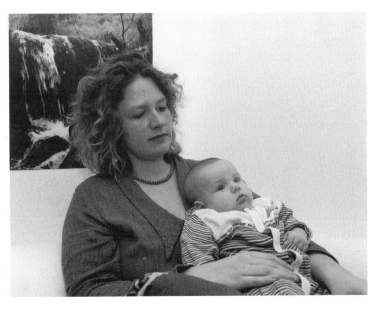

contagie la angustia del pequeño por estridentes que sean los chillidos. ¡Hay poco que hacer en este momento, pero pasará!

Si os parece que verdaderamente habéis llegado al límite y habéis ensayado en vano todos los consejos sensatos, podéis acudir a especialistas. En algunos lugares incluso existen servicios de urgencia vinculados a las clínicas, integrados en el sistema de la seguridad social o en alguna entidad privada, que conocen este problema y pueden aconsejar. Preguntad a vuestro pediatra o vuestra comadrona.

Si le gusta al pequeño o por lo menos, lo tolera, dale masaje habitualmente aprovechando las horas tranquilas. Así el niño y los padres adquieren la experiencia de hacer juntos algo hermoso

en determinado momento del día, y se restablece la relación entre ellos, muy tensionada por lo general durante las fases de llanto. Por otra parte, un masaje bien estructurado y repetido con regularidad enseña al pequeño que los estímulos sensoriales pueden asimilarse, y lo va consiguiendo cada vez mejor. La avalancha inicial de sensaciones cobra orden y sentido poco a poco. Claro está que el problema no desaparece como por encantamiento, pero se consigue soportar mejor el conflicto por ambas partes, los padres y el bebé.

El masaje de ala de mariposa (véanse las páginas 29 y siguientes) restablece el flujo de las energías, bloqueado por el dolor y la confusión, tanto en el bebé como en los padres. La relajación vuelve a ser posible.

Duerme mi niño, duérmete ya

A algunos bebés y no tan bebés les resulta difícil finalizar el día y sumergirse en el reposo nocturno. Suponiendo que el pequeño esté verdaderamente cansado, el establecimiento de un rito diario a la hora de acostarse puede ser útil para que aprenda a ponerse en la situación. Puedes hacer del masaje una parte de ese ritual, y así la sesión queda integrada con carácter fijo en la vida familiar.

En algunos bebés se observa que después de un masaje (mariposa o in-

dio) duermen muchas horas con sueño profundo.

A otros, en cambio, les sirve para despejarse. En este caso sería preferible adoptar una rutina abreviada, digamos más o menos como el beso de buenas noches, para no distraerlo demasiado antes de conciliar el sueño.

El masaje facial elimina tensiones en el bebé y los niños ya algo crecidos. Una caricia envolvente abarcando todo el cuerpo ayuda a entrar en la fase de sueño; añadimos una canción de cuna, y la jornada encuentra su término feliz.

Gran beso de buenas noches

El niño ya acostado y realizadas todas las actividades habituales de la cena, comer y beber, cepillarse los dientes, ponerse el pijama (o tomar el pecho y cambiar pañales). Que nadie os moleste. Una vez más vas a dedicarle toda tu atención.

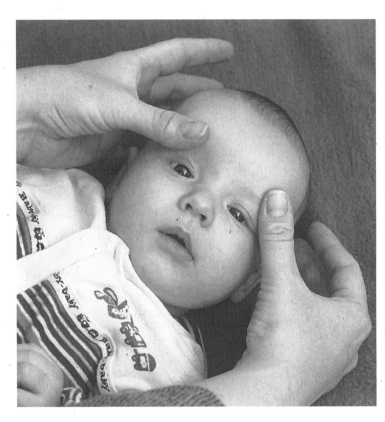

Acaricia la frente desde el centro hacia las sienes.

Sigue con las puntas de los dedos el contorno de las cejas.

El niño cerrará los ojos, por reflejo. Si está muy fatigado, suele ser suficiente para que se quede dormido.

Masajea las articulaciones de la mandíbula describiendo pequeños círculos.
Tres pasadas muy suaves, fluidas, desde la cima del cráneo y sobre todo el cuerpo hasta los pies y más allá.
«Dulces sueños.»

Cuando salen los dientes

Los dientes salen «a empujones». Mucho antes de que aparezcan las primeras puntas blancas puede ocurrir que observemos cierta inquietud por parte del bebé, un aumento de la salivación, así como la aparición del hábito de morder cosas con las encías.

En esta situación daremos masaje habitualmente a las articulaciones de las encías, describiendo pequeños círculos en las mejillas, delante de las orejas y descendiendo hacia la parte inferior de la mandíbula, así como subiendo hacia las sienes.

(La técnica se hallará descrita en el capítulo que hemos dedicado al masaje de «ala de mariposa»; a estas alturas puede que ya te hayas familiarizado con ella.)

Daremos también masaje alrededor de la boca, en círculos pequeños y desplazando el dedo de centímetro en centímetro, hasta dar masaje a ambas encías, arriba y abajo, a través de la mejilla.

La presión a aplicar la averiguaréis juntos tú y tu bebé; a lo mejor te sorprenderás al descubrir que él pide más fuerza de la que te figurabas.

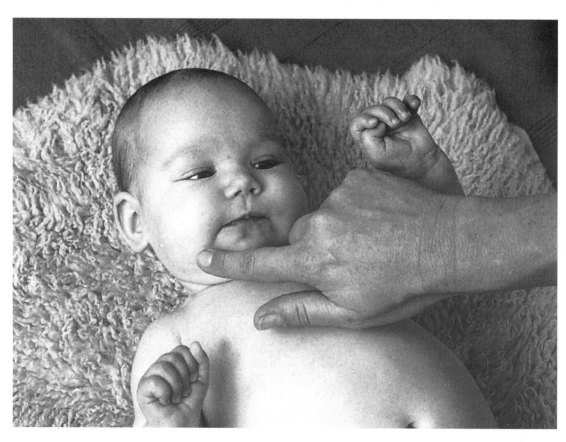

Obstrucción nasal y tos

Por lo general un constipado no es afección grave, pero muchas veces resultan molestos y enojosos, un verdadero tormento.

Para despejar la nariz

La obstrucción nasal suele aliviarse dando masaje en los puntos siguientes. Los niños ya un poco mayores pueden aprender a localizarlos por sí mismos y darse automasaje. Y también los adultos se constipan de vez en cuando...

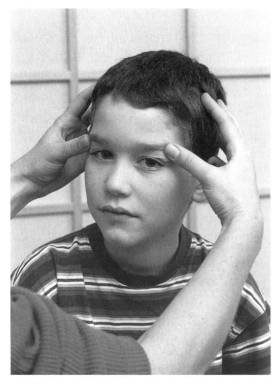

Seguir el contorno de las cejas, presionando con fuerza, desde el centro hacia los lados. Repetir varias veces los movimientos.

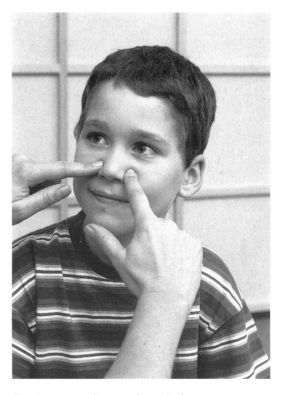

Presionar con ligera vibración los puntos situados a derecha e izquierda de las aletas de la nariz.

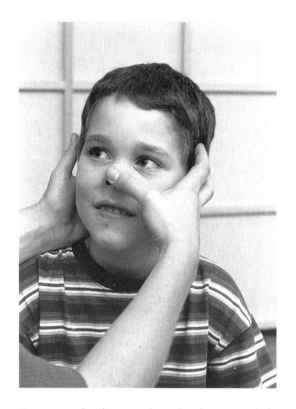

Presionar de abajo arriba sobre la punta de la nariz, y que el niño inhale fuertemente por la nariz al mismo tiempo.

Este masaje puede repetirse tantas veces como se quiera, mientras resulte agradable.

Friccionar las mejillas y debajo de la nariz con manteca a la mejorana (de la farmacia), que calienta y disuelve la mucosidad. Si es un bebé y tiene constipado nasal, y disponemos todavía de leche materna, se puede instalar una gota en cada orificio nasal por medio de una pipeta. El efecto es asombroso.

Tos

En caso de tos, daremos el siguiente masaje paliativo:

Haz que el niño levante un brazo y con la otra mano se frote a sí mismo la caja torácica y el brazo hasta el codo, bajando luego hasta la cintura, con fuerza y hasta unas 30 veces.

A continuación buscamos en el pecho del niño, o que los busque él mismo si tiene edad suficiente, los hoyuelos que forman a derecha e izquierda del esternón las inserciones de las costillas. En esos puntos se aplica una ligera presión vibrante, que facilita la respiración. Empezamos por los hoyos que hay debajo de las clavículas y continuamos de par en par de costillas hacia abajo.

Tamborilear suavemente con las manos de plano sobre la espalda del pequeño, y que diga «aaaaah» al mismo tiempo.

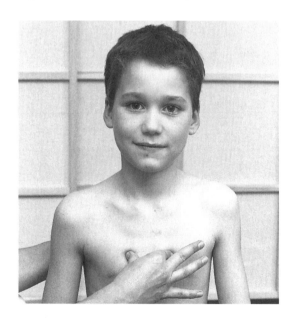

Dolor de cabeza

Aunque sean niños, a veces tienen también dolor de cabeza, algunos incluso bastante a menudo. Hay un masaje que alivia las molestias, y en todo caso la cercanía y la atención que le dedicamos a nuestro vástago le sentarán bien. No obstante, si el síntoma se reitera demasiado o incluso con regularidad, convendrá recabar la opinión médica.

El mismo masaje, naturalmente, sirve también para las personas mayores.

Hay otro punto situado verticalmente sobre el anterior, en coincidencia con el nacimiento del cabello. En él presionaremos trazando círculos vibrantes, unas 20 veces.

Prolongamos la línea hasta alcanzar exactamente la cima del cráneo. En este punto se cruzan la línea media imaginaria y la trazada de la punta de la oreja derecha a la izquierda. Presionamos trazando círculos vibrantes unas 20 veces.

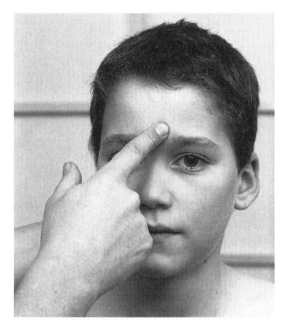

El niño sentado con el cuerpo erguido en una silla, o en la postura del sastre sobre el suelo. Aplicamos una mano sobre la nuca para apoyar la cabeza, y con el índice de la otra mano presionamos el hoyuelo que se localiza entre las cejas. El dedo describirá diminutos círculos vibrantes.

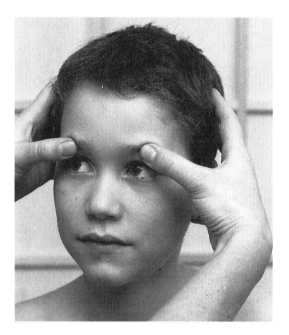

Presionar con los pulgares sobre los puntos centrales de una y otra ceja (mirando el niño de frente, esos puntos se localizan en la vertical de las pupilas).

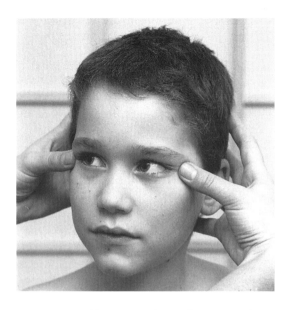

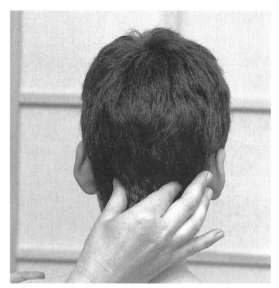

Presionar y dibujar círculos en los puntos localizados a izquierda y derecha del rabillo de
cada ojo, sobre el hueso orbital.

Presionar y dibujar círculos sobre los puntos del
hueso orbital situados debajo de los ojos, en la
vertical de las pupilas. El grado de presión a
aplicar dependerá de la susceptibilidad que ma-
nifieste el pequeño y de la propia apreciación.

Dar masaje en los puntos de la nuca localizados directamente en la base del cráneo,
a izquierda y derecha de la columna vertebral.

Pasar con los dedos a izquierda y derecha de
la nuca hasta los hombros, y presionar con
ambos pulgares en los hoyuelos situados arriba, en el centro del hombro. Con un poco de
vibración, y con la presión que el niño perciba
como agradable.

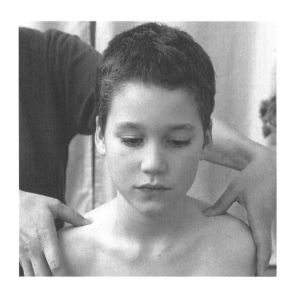

Proseguimos hacia las articulaciones de los
hombros y hacemos presión en ellas con los
pulgares.

Como muchas veces los dolores de
cabeza provienen de la tensión acumu-
lada en la nuca y los hombros, procuramos relajar al mismo tiempo esa región.

Dolores de espalda

Las espaldas de los niños también soportan lo suyo, sobre todo durante la edad escolar, y acusan dolores algunas veces. La actividad física fortalece la musculatura; al mismo tiempo el masaje contribuye a regular tensiones y alivia las molestias.

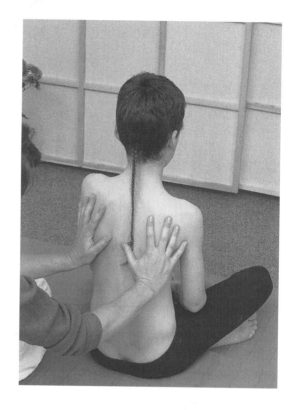

En la postura del sastre, sentado en el suelo, o a horcajadas sobre una silla. Apoyamos ambas manos relajadas sobre los hombros del niño. Si mantenemos relajados los hombros y brazos propios, y sosegamos la respiración, notaremos una agradable sensación de suavidad y pesadez en las manos.

Después de dejarlas un rato así, iniciamos una ligera vibración, al tiempo que las manos empiezan a desplazarse lentamente por los hombros, la nuca y la espalda del niño. Es *como una amable invitación dirigida a la musculatura para que se relaje. Conviene trabajar especialmente los omóplatos.*

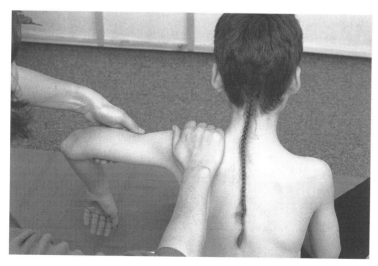

A continuación apoyamos la mano derecha sobre el hombro izquierdo del niño. Con la izquierda tomamos el brazo. La derecha inmoviliza el hombro mientras la izquierda mueve el brazo en círculos de adelante atrás. Hay que decirle al niño que mantenga el brazo suelto; cuando notemos que quiere moverlo por su cuenta, le reiteraremos la indicación de rela-

jarlo. Repetir simétricamente la operación con el otro brazo.

Para terminar damos una pasada con las manos desde la cima del cráneo pasando por la nuca, los hombros, toda la espalda y hasta las caderas, en un movimiento fluido y muy suave.

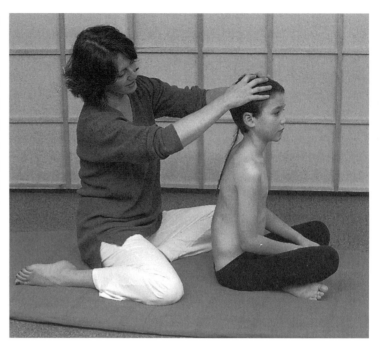

Alivio de la neurodermitis y el asma

Son dolencias crónicas y con independencia de las causas que se les atribuyen, producen mucho trastorno y tensiones en la familia. El masaje es muy útil para paliar las consecuencias de estas situaciones estresantes. Alivia las molestias que padece el niño y proporciona consuelo a los mayores.

En los cursillos de masaje infantil, las madres de niños con neurodermitis comunican que durante las noches, cuando se presenta el prurito, los niños experimentan un alivio visible gracias a un masaje de pasadas envolventes muy suaves, desde la cabeza hasta los pies.

A los niños ya más crecidos, el masaje les comunica la experiencia de que la piel también puede ser vehículo de sensaciones agradables, por más que habitualmente les moleste y les duela. Aunque esa piel sea un problema para todos, ellos reciben el cariño de su madre y su padre, y se sienten queridos, protegidos y atendidos.

En los niños asmáticos, el masaje relaja el cuerpo agarrotado por los accesos de tos. La respiración se hace más profunda y sosegada. Los masajes practicados con regularidad, sin omitirlos durante las temporadas en que el niño se encuentra relativamente bien, crean buenas condiciones para soportar mejor el próximo acceso. Las crisis asmáticas se van espaciando y se hacen menos severas. De este modo el masaje complementa los tratamientos de la medicina convencional o la naturista.

Está indicado el masaje de ala de mariposa o cualquier otro método, a graduar según la edad y el temperamento del pequeño.

Niño muy enfermo

Si el niño ha de ser ingresado en una clínica, la compañía de unos padres que le ayuden a soportar el miedo y el extrañamiento del hogar es fundamental, por más que ellos deban luchar también con su propia preocupación e inseguridad en ese entorno extraño. Todo ello supone un gran trastorno de la existencia cotidiana. Hay que pasar largas horas en la clínica, horas que parecen interminables. En tal situación, el masaje es útil por dos conceptos diferentes.

En primer lugar os ayudáis a vosotros mismos y ayudáis a vuestro hijo; se trata de paliar la angustia, el dolor y la confusión, de volver a centrarse. Una vez más, es la comunicación primitiva, pre-verbal, de la mano sobre la piel, lo que consuela y tranquiliza. Ésta es la primera contribución activa al restablecimiento de vuestro hijo y la recuperación de su bienestar.

Por otra parte, el masaje estimula suavemente la circulación, profundiza la respiración y así mejora la oxigenación del organismo.

Según el cuadro clínico y el estado del pequeño puede ser necesario limitarlo a las manos y los pies. Cuando se haya iniciado el restablecimiento se podrá dar a diario un masaje de ala de mariposa que contribuirá a dicho proceso.

Por último, el masaje es una distracción oportuna cuando no quedan más cuentos que contar ni más libros que leer. Daos un poco de alegría con las historias del masaje o con una rima, acompañada de este juego de dedos:

Un galapaguito pequeño
tengo yo hoy muy enfermo.
Menear suavemente el pulgar del niño.

En la cama lo acuesto,
con las mantas lo tapo.
Guardar suavemente el pulgar en la palma,
cerrar los demás dedos sobre ella
y cubrirlo todo con la mano propia.

Mañana cuando despierte
Abrir los dedos.

mi rey estará sano y fuerte.
Menear alegremente el pulgar.

Para pensar tranquilo: automasaje para niños

Precisamente el masaje de nuca, hombros, espalda y cabeza es muy popular en los grupos infantiles y las clases de la escuela. También el masaje pata de gato es bien aceptado por los pequeños y pueden practicarlo mutuamente durante las pausas escolares. A lo mejor se les hace más llevadero el estudio de esta manera.

También para las jornadas escolares muy largas o después de muchas horas con los trabajos para realizar en casa puede practicarlo el niño consigo mismo. Muchas veces el contacto con la propia piel ayuda a que centren la atención los niños habitualmente distraídos.

La gota de lluvia

Sirve para relajar la cara, la cabeza y la nuca; vivifica los espíritus fatigados.

«Las dos manos sobre la cabeza, medio abiertas, las puntas de los dedos van to-

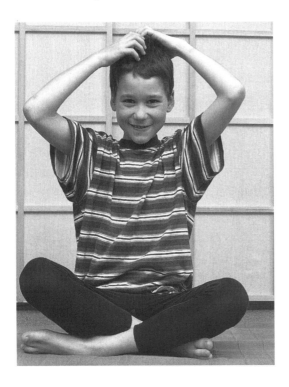

cando el cuero cabelludo como gotas de lluvia, muy suavemente,

luego la frente

las orejas, la nuca.»

«Siempre con las manos relajadas, las gotas de lluvia van cayendo también sobre los hombros, sobre el pecho, sobre la barriga.»

(al cabo de unos dos minutos)

La lluvia va escampando...

Ahora ha cesado del todo.

Vuelve a salir el sol.

Una buena estirada, con toda el alma, hacia arriba y hacia abajo, como los rayos del sol,
hacia atrás y hacia delante.»

Relajar los ojos

Los niños sentados, el cuerpo erguido, en la postura del sastre o en una silla.

«Frotaos las manos con energía y luego os tapáis los ojos con las palmas.

Las manos, muy relajadas, de manera que formen una especie de cuevas sobre los ojos.

Los párpados cerrados, aunque sin apretarlos.

Respirar con tranquilidad, inspirar, espirar.

Las comisuras de la boca sueltas, cuelgan un poco.

Notad el calor que baña los ojos irradiado por las manos.»

(Al cabo de un rato, cuando el grupo empieza a rebullir)

«Los ojos siguen cerrados.
Dejad caer las manos en el regazo.
Concentraos otra vez en los ojos.
Tal vez notaréis que ahora están un poco más frescos, y tal vez también que ahora toda la cara, la frente, las mejillas y la boca se relajan.»

«Estiraos a fondo.»

Masaje facial

Los niños están sentados, con el cuerpo erguido, y cierran los párpados.

«Apoyad sobre la frente las puntas de todos los dedos.

Al exhalar el aire las puntas de los dedos pasan
    sobre la cara
    cuello abajo
    pecho abajo.

Como si quisierais quitaros unas gotas de agua.
Repetidlo varias veces.

Al exhalar el aire hacéis las pasadas hacia abajo, al inhalar los dedos se colocan de nuevo sobre la frente.
Cuando hayáis escurrido toda el agua, mantenéis los ojos cerrados, y descansáis las manos en el regazo.
¿Notáis ahora las caras relajadas? ¿Os parece que las tenéis más frías o más calientes que antes? ¿Más blandas o más duras? ¿Más grandes o más pequeñas?
Continuad con los ojos cerrados todo el rato que queráis, luego os estiráis en todas direcciones.»

Sentirte
caliente y pesada.

Sostenerte
suave y llena de vida.

Fortalecerte
con alimento y amor.

Verte crecer
libre y en tus límites.

Dejarte volar
hacia una vida de aventura.

Y deseamos
que sigas cerca de mí
alguna que otra vez...
lo mismo que ahora.

M. K., para Marieke

Capítulo 5
El trasfondo

La piel como lugar de comunicación: frontera, contacto, intercambio

Recibir y dar

La vida desde sus comienzos se funda en el intercambio con el entorno, del que se diferencia al mismo tiempo. El óvulo y el espermatozoide se unen, y acto seguido se bloquea la admisión de otros espermatozoides. El óvulo fecundado es transportado por el microscópico vello del oviducto hasta su inserción en la pared de la matriz. Entonces se inicia una fase de intensos contactos. La pared de la matriz recibe el óvulo, consiente que anide y se dispone a alimentarlo. El óvulo ya convertido en mórula sabe que lo tiene que hacer para aprovechar las favorables condiciones ofrecidas por el útero. Emite por su parte sustancias activas que fomentan la nidificación e inicia su propio plan de desarrollo; pero es la combinación con un medio nutriente, protector y estimulante lo que hace posible su crecimiento y evolución. Desde el primer momento el ser en formación dispone de una envoltura propia. Es una membrana celular. En seguida se diferencian la piel y el cerebro.

A partir de ese momento, tenemos ya la envoltura completa que nos acompañará durante toda la vida y nos delimitará frente al mundo exterior. La piel hace posible el contacto y los intercambios con el entorno. Es un órgano sensorial, el más grande de todos, y uno de los órganos irreemplazables, junto con el cerebro.

La piel, los intestinos y el aparato respiratorio desarrollan el intercambio de las sustancias que el humano va a precisar durante su vida: para absorber lo que necesita, y para expulsar los sobrantes innecesarios y tal vez perjudiciales. Al mismo tiempo la piel desarrolla una función de barrera químico-física en relación con las influencias exteriores. Una piel sana difícilmente puede ser atravesada por las bacterias o las sustancias intoxicantes. Otras sustancias, en cambio, las absorbe sin dificultad. A través de la piel se realiza entre el uno y el dos por ciento de los intercambios gaseosos: se absorbe el oxígeno y se expulsa el dióxido de carbono.

La posibilidad de administrar medicamentos aplicándolos sobre la piel suscita creciente interés por parte de la farmacología; los fabricantes de cremas y lociones de belleza hace mucho tiempo que la tienen en cuenta.

En su calidad de envoltura que abarca todo el cuerpo la piel contribuye también a la regulación de la temperatura interior. Se trata, una vez más, de adaptarse a las condiciones externas: mantener el calor interior cuando hace frío, y refrescar cuando hace calor. El entorno climático en que concretamente vive cada uno desarrolla las facultades necesarias. Con todo, nuestra piel es relativamente delicada y de ahí que los humanos pongan en juego el cerebro y las manos para inventar, fabricar y usar prendas protectoras adicionales.

Sentir y sentirse bien

Además la piel es un órgano del sistema inmune, en primer lugar como barrera mecánica, secundariamente por su influencia sobre la circulación linfática. La linfa es un líquido que transporta células del sistema inmunitario con la misión de atacar y destruir los organismos intrusos. A más tonicidad de la piel mejor circulación de la corriente linfática; por eso las duchas alternativas de agua caliente y fría, que estimulan vigorosamente la piel, se recomiendan para fortalecer las defensas del organismo. Pero no es necesario que los estímulos sean tan violentos para vigorizar el aparato inmunitario.

Las personas que tienen escaso contacto epitelial porque viven solas, así como las ancianas y las enfermas, sufren por tal motivo una merma de la capacidad defensiva de sus organismos. Y no sólo las personas: en observaciones sistemáticas realizadas con animales (y recopiladas por Ashley Montagu, 1974) se ha demostrado que los ratones, los gatos, los monos acariciados con frecuencia disfrutan de mejor salud que los obligados a prescindir de todo contacto. En otros experimentos se ha demostrado que un simple contacto llega a bajar la tensión sanguínea y la frecuencia del pulso en humanos y animales. El masaje disminuye la secreción de hormonas del estrés y sosiega la actividad eléctrica cerebral.

«Sentirse a gusto dentro de la propia piel» implica ambas cosas: experimentar sensaciones agradables a través de la piel y disfrutar el estado de salud física y mental.

El «buen rollo» del tacto

Con la respiración, la comida y la bebida, el contacto figura entre los «nutrientes» indispensables para muchos seres vivos, y desde luego para los humanos. La piel es el órgano sensorial principal. El feto de ocho semanas, que mide unos 2,5 centímetros de longitud y recibe el nombre de «embrión», manifiesta ya reacciones motrices al contacto; poco después ha aumentado de tamaño, tiene definidos los miembros, y el juego puede empezar. El diminuto ser tiene movilidad espontánea y se toca a sí mismo: en esta fase los contactos principales son los de la propia mano con la boca. También roza las paredes de la matriz y nota la pulsación viva del cordón umbilical. El tacto, por consiguiente, suministra las impresiones sensoriales más primitivas. Incluso los rumores del organismo materno, al principio el niño los «oye» exclusivamente a través de la piel, como estímulos táctiles. Todas estas experiencias primarias tienen una tonalidad afectiva agradable. El líquido amniótico protege al ser en gestación, las paredes de la matriz le proporcionan sustentación, y las ocasionales contracciones lo acarician y masajean. Es posible que todas las veces que somos tocados, acariciados o masajeados en nuestra vida de adultos despierte un pequeño recuerdo de ese estado prenatal, la sensación de estar protegidos, defendidos y envueltos en el cuerpo de la madre. Ahí se estableció la primera relación de confianza a nivel físico. La vida se interpreta como un devenir constante y agradable. De esta manera, no importa cuáles sean las experiencias de esa criatura en el futuro, al menos cuenta con un acervo, un primer fundamento de vivencias positivas para sus contactos con el mundo.

Comprender la vida

El nacimiento, con el trabajo del paso forzado a través del canal del parto, además de un gran esfuerzo supone un estímulo cutáneo muy intenso, que además sobreviene después de los poderosos estímulos recibidos durante las contracciones, y que han afectado a todo el organismo. Son sensaciones naturales que sirven para poner en marcha funciones fisiológicas indispensables como la respiración y la digestión. De esta manera, el bebé viene al mundo preparado para enfrentarse a todas las exigencias. El trauma del nacimiento consiste en esos esfuerzos y el espanto que suscita el brusco cambio de condiciones del entorno, una vez fuera de la matriz, las impresiones abrumadoras de luz y ruido, la fuerza de la gravedad que le aplasta a uno, el aire seco e irritante que invade los pulmones. Todo eso lo supera mejor el niño recibido por unas manos amorosas. Echado sobre el vientre de la madre, a escasos centímetros del lugar donde había residido hasta entonces, se tranquiliza pronto: la respiración se vuelve armoniosa, la piel toma un color sonrosado, el bebé abre los ojos.

También la madre, por lo general, siente la intensa necesidad de tocar a su hijo, de tocar con las manos aquello que no se puede comprender inicialmente. El niño puesto sobre el vientre le recordará la situación anterior; ésas son sensaciones conocidas. Mientras están todavía unidos por el cordón umbilical se anuda una nueva red de relaciones. Sentir y escuchar los rumores corporales, sobre todo el ya conocido ritmo del corazón, es un primer fundamento, sobre esto se añade el contacto de las manos y naturalmente también la vista, el olor, el gusto, los nuevos ruidos. La madre y el bebé cobran figura el uno para el otro, aspecto visible, audible, olfateable y gustable. Pero sobre todo, palpable. Éste es el sentido más antiguo; de él y del oído proviene la mayor parte de los estímulos prenatales. Ser tocado es una experiencia que cuenta con antecedentes, que confiere seguridad, que tranquiliza.

El desarrollo de los sentidos es también un proceso comunicativo. Cuando hay algo que captar, en el cerebro se constituyen las estructuras necesarias para procesar ese estímulo. A su vez unas estructuras cerebrales bien constituidas hacen posible una percepción cada vez más refinada. Esto se verifica para todos los sentidos. Los oídos ya han escuchado mucho, de ahí que sus reacciones se manifiesten ya bastante diferenciadas, por ejemplo en lo tocante a reconocer voces familiares y sonidos conocidos. Los ojos, en cambio, apenas han servido, y por eso la facultad del cerebro para procesar los estímulos visuales al principio está poco desarrollada; el bebé no distingue las cosas con exactitud. Pero como los estímulos visuales son los más abundantes una vez se ha salido de la matriz, esa facultad mejora con rapidez. El gusto y el olfato también se hallan poco estructurados al principio. Los bebés prefieren lo conocido, la curiosidad y el afán de aprender cosas nuevas se desarrollan más adelante.

Siento, luego existo

La piel se halla en activo intercambio de comunicación con el cerebro a través de un gran número de neuronas. De ella depende el estado general del organismo, y viceversa.

Las experiencias propioceptivas son la base de la conciencia que tenemos de nosotros mismos. El bebé, e incluso el feto, tiene una conciencia de sí mismo y de la realidad exterior, en principio a través de la piel. En cierto modo podemos decir que el tacto es, al mismo tiempo, sentido de la realidad. Comunica una experiencia de que existe el yo-dentro y lo demás-fuera. Yo siento, luego existo, es quizá lo primero que el humano aprende acerca de sí mismo, mucho antes de que pueda expresarlo con palabras.

Yo soy yo y tú eres tú

Durante la gestación, la madre y su hijo se captan mutuamente por medio del tacto. El feto se mueve, la madre responde apoyando la mano en el vientre.

El tacto, ése es el primer lenguaje común. Después del parto, cuando el recién nacido descansa sobre el vientre materno y nota las manos de ella en su espalda, recibe simultáneamente dos informaciones: soy bienvenido, tengo quien cuida de mí en este mundo, es la primera. La otra, que yo soy «Yo», pero esas manos pertenecen a un «Tú», a otra persona. Esas manos vienen y van sin que yo pueda influir en ello.

En un principio estas experiencias causan espanto. En el decurso de su evolución la conciencia del niño habrá adquirido esta noción: que los humanos son seres separados los unos de los otros, pero que están capacitados para acercarse y establecer contacto. La piel desempeña una función importante mientras el niño se familiariza con estos dos aspectos de la realidad. Es el órgano que envuelve, que separa lo interior de lo exterior; al mismo tiempo es el que transmite las experiencias de cercanía y unión con el otro. La separación del cuerpo materno es inevitable. El contacto considerado y cariñoso de piel a piel reconstruye una nueva sensación de seguridad.

La saciedad

Las experiencias corporales son el punto de partida para el desarrollo de la personalidad. Favorecerán la maduración de una personalidad estable aquellas experiencias sensoriales que un cerebro en vías de desarrollo pueda asimilar bien y que comuniquen al mismo tiempo una medida suficiente de sosiego para ir procesándolas. Esa medida es diferente para cada bebé. Es misión de los padres, entre otras, la de aprender a distinguir cómo expresa el niño el deseo de encerrarse en sí mismo, y cuándo quiere conversación. Los bebés, lo mismo que dan a entender cuándo tienen hambre, también piden estímulos sensoriales cuando sienten necesidad de ellos. Y así como hay alimentos idóneos para cada constitución, edad y condición física, y hay alimentaciones variadas o monótonas, parcas o excesivas, también existen los estímulos sensoriales molestos y los excitantes, y deben administrársele en la calidad, cantidad y diversidad convenientes a su edad y capacidad de asimilación.

Cuanto más pequeño el niño, mayor significación adquiere el lenguaje de piel a piel, el más primitivo y el más familiar para él. Pero también la piel de los niños ya crecidos tiene «hambre» de comunicación. La saciedad significa en este caso sentirse totalmente aceptado y querido. Que la vida tiene un sentido. Hoy día muchos niños padecen un déficit de estímulos táctiles y de la motricidad; en cambio hay sobreabundancia o incluso saturación de estímulos visuales y auditivos.

Crecer juntos

Tan pronto como la madre capta los primeros movimientos del ser en gestación, lo que ocurre entre las semanas 18ª y 20ª del embarazo, se inician los primeros diálogos y juegos. A medida que el bebé se desarrolla y fortalece resulta posible la paticipación del padre o de los hermanos. Así empieza la comunicación familiar, proceso que a su vez va evolucionando constantemente. Todas esas personas juntas forman una estructura social que va creando siempre nuevas reglas de juego, y cuyos miembros se desarrollan a través de la experiencia común. Ésta es la que hace que esa familia, concretamente, sea distinta de todas las demás de su entorno.

Cada uno de los miembros de la familia contribuye en algo con su temperamento, sus dotes personales y sus limitaciones. En el flujo constante de la interacción de unos con otros germina algo nuevo que sólo podía configurarse así, con estas personas, en este lugar y momento.

En una familia (y con esta palabra quiero referirme a una comunidad de vida con independencia de su estatus jurídico o biológico) se desarrollan pautas de lenguaje propias, hábitos originales y también pautas de movimiento y contacto. Como siempre, el primer lugar en donde todo eso se realiza es el cuerpo y, más especialmente, la piel. Toda experiencia vital es también experiencia corporal, cutánea.

Percibir la propia realidad corporal y lo que nos rodea es el comienzo de la vida en sociedad. El trato atento entre los padres y de éstos con sus hijos, el contacto cariñoso, desde el comienzo, son condiciones de la vida en común que hacen posible el crecimiento y el progreso de los implicados.

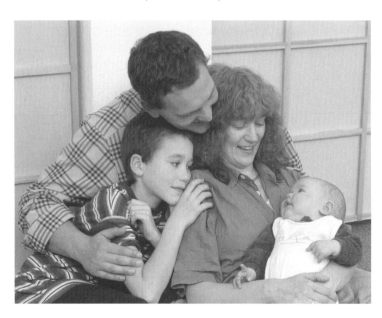

Thomas Harms

Fundamentos vegetativos del masaje para bebés

Introducción

Los padres que dan masaje a sus bebés con regularidad hacen muchas experiencias asombrosas y descubrimientos: las reacciones espontáneas de relajación corporal y psíquica de su vástago, las variaciones súbitas de la coordinación y la calidad motriz, o la observación de que las manos y los pies se calientan espontáneamente cuando antes siempre estaban húmedos y fríos. Muchos de estos cambios grandes o pequeños parecen misteriosos e inexplicables a primera vista.

¿Cómo es posible que un leve roce cariñoso (que es el habitual en las técnicas de masaje para bebés, como el masaje de ala de mariposa que enseña la doctora Eva Reich) produzca efectos tan considerables? Ésta es la cuestión en que deseo profundizar aquí, y mis explicaciones van a girar sobre los fundamentos bioenergéticos y vegetativos del masaje para bebés. Para ello me basaré en los trabajos de un científico fascinante y original como pocos, el médico y naturalista Wilhelm Reich (1897-1957) y sus estudios bioenergéticos.

Allá en Viena, hacia los años veinte, Reich era uno de los discípulos más prometedores de Sigmund Freud, el crea-

dor del psicoanálisis. Durante toda su vida le fascinó el problema del origen de los seres vivos, la búsqueda de esa «X» incógnita que nos anima y nos permite crecer y amar. Lo mismo que Freud, Reich postuló la existencia de una energía específica que impulsa los procesos vitales psicofísicos. A esta energía hipotética, Freud le llamó «libido», aunque nunca logró aportar la demostración científica de su existencia. Muchos estudiosos volvieron luego las espaldas a la teoría freudiana de la libido, al menos en su formulación original. Pero Wilhelm Reich siguió buscando fielmente la energía que anima a los seres vivos. En sus 40 años de investigaciones Reich describió una energía vital específica («orgón») para responder a esos problemas pendientes.

«Para la filosofía convencional de la naturaleza, la vida no es más que una propiedad compleja de la materia en estado de muy avanzada organización. Ni en esta imagen del mundo, ni en los trabajos que ella inspira, cabe la noción de una energía influyente, estructuradora y penetrante que controle o incluso determine los procesos de nacimiento y destrucción, así como la conservación y la evolución durante el período vital. Pero la obra de Wilhelm Reich consistió en el estudio de esa energía precisamente.»[1]

La energía de lo vivo

El modelo que aquí presentamos se basa en las existencia de una energía biológica específica que es el fundamento de todas las funciones psíquicas y somáticas del organismo humano. De ese manantial brotan las fuerzas vitales. Por consiguiente, todas las funciones psíquicas y somáticas concretas, como las emociones, los pensamientos, los recuerdos, la respiración, la sexualidad o los movimientos peristálticos intestinales, son manifestaciones de esa energía vital originaria («orgón»). Y aun precisaremos que la calidad de las distintas expresiones psicosomáticas depende de

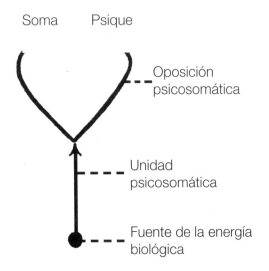

Esquema: Identidad y oposición en lo psicosomático

los procesos de circulación y transformación de la bioenergía en los niveles más profundos de nuestro organismo. De donde resulta que el cuerpo, a través de las distintas cualidades que nos ofrece, nos dice cosas acerca del estado en que se encuentra el sistema bioenergético en cada momento.

Las corrientes bioenergéticas son, en efecto, como los demás ciclos o flujos que ofrece a la comparación la Naturaleza.[2] Las ondas de excitación bioenergética se propagan por el eje longitudinal del cuerpo. Como las ondas estacionarias de un líquido, esa energía puede inundar diversas regiones del organismo. En los bebés el fenómeno se observa con maravillosa nitidez. Vemos que unas veces bracean con entusiasmo, luego agitan las piernas y patalean llenos de excitación; al cabo de pocos instantes, toda la energía se ha trasladado a los ojos. El bebé observa con vivo interés todas las cosas animadas e inanimadas que le rodean. La apertura y la permeabilidad del sistema bioenergético determinan la elasticidad y la gracia de los movimientos infantiles. Todos los niveles del organismo reciben la alimentación del flujo bioenergético. Prolongando el símil con la circulación hídrica natural, podríamos decir que los trastornos se producen cuando construimos diques artificiales que obstruyen el libre flujo de las aguas. Se destruye el equilibrio entre los insumos y los consumos; el agua remansada desborda y sobreviene la inundación con sus destructivas consecuencias. En el sistema bioenergético hay también equilibrios entre producción y consumos, éstos en forma de motricidad, crecimiento, sexualidad y trabajo. Pero cuando se producen bloqueos del flujo natural de las bioenergías, resultan congestiones de la energía en determinadas regiones del organismo. Con carácter secundario, estos bloqueos también se expresan en forma de angustia, impulsos destructivos o enfermedades psicosomáticas.

En el lactante los bloqueos de la movilidad bioenergética se distinguen con relativa facilidad. En el estado de bloqueo, la naturalidad y la fluidez de los movimientos infantiles desaparecen, y se rompe el flujo de los estímulos. La situación puede compararse a lo que ocurre cuando pellizcamos con unas pinzas en la mitad del cuerpo de una lombriz. Aun sin apretar demasiado, enseguida se quiebra el flujo de los estímulos y todo sucede como si la mitad superior de la lombriz y la inferior dejasen de comunicarse. En el bebé podemos observar un proceso funcionalmente idéntico cuando existe un bloqueo en el libre flujo de las bioenergías: la criatura se retuerce, se arquea levantando el cuerpo apoyado en la nuca, lloriquea constantemente, y si lo tocamos notaremos que está rígido y duro.

Otro síntoma de esta quiebra de la unidad es que desaparece la coordinación entre la parte superior del cuerpo y la inferior. El bebé yace, por ejemplo, con las piernecitas completamente inmóviles, mientras la cabeza, el pecho y los brazos reflejan el estado de congestión bioenergética. La calidad del movimiento en estas partes puede llegar a ser explosiva y desordenada. De hecho la perturbación del equilibrio bioenergético se manifiesta en todos los planos del sistema: en el área emocional, en la conducta de interacción, en los ritmos de sueño y vigilia, y también en el aspecto senso-motor.

¿Qué es pulsación?

Hasta aquí hemos descrito los procesos bioenergéticos como flujos, para simplificar. En el paso siguiente vamos a concretar un poco más esta noción. El modelo bioenergético parte de un tipo de movimiento que consideramos específico de la energía vital, la pulsación. Según Wilhelm Reich es la característica fundamental de toda la materia viviente, desde el nivel más sencillo de los organismos unicelulares hasta las formas evolutivamente más adelantadas. Los procesos pulsátiles se encuentran en todas las funciones biológicas. Y también el ser humano se somete, desde el instante de la concepción, al ritmo ininterrumpido de la expansión-contracción. Lo observamos en los movimientos peristálticos intestinales, en las pulsaciones cardíacas, en el ritmo respiratorio y en las sutiles oscilaciones del líquido intracraneal. También obedecen a pautas pulsátiles la sexualidad y los procesos de aprendizaje y trabajo.

La pulsación de la vida se manifiesta en los bebés de manera impresionante. El bebé se expande y dirige sus energías al mundo exterior. En ese estado relajado tiene la piel caliente y sonrosada, lo que indica el buen funcionamiento del riego sanguíneo, los ojos brillantes, los movimientos suaves y coordinados. En la fase expansiva de su pulsación el bebé explora con placer su entorno inmediato. Las personas que le rodean se sienten invitadas a la interacción y al juego.

Esta actividad, sin embargo, fatiga pronto al lactante. Se invierte entonces el sentido del flujo de las energías. Entonces retira su energía biológica en vez de aplicarla al entorno y vuelve toda su atención hacia el propio organismo. Durante esta fase lo vemos en un estado de vigilia tranquila o trance, o bien de somnolencia que poco a poco lo introduce en el sueño. El estado completamente relajado del bebé que reposa sobre el vientre de la madre después de tomar el pecho, por ejemplo, describe muy bien ese proceso de recogimiento. A esta concentración de las energías biológicas le ha dado el nombre de «instroke» el psicólogo y psicoterapeuta norteamericano Will Davis.[3] Este concepto describe el movimiento centrípeto de las energías biológicas, abandonado la periferia del sistema para dirigirse hacia el núcleo del organismo.

La expansión («outstroke») y la contracción («instroke«) se alternan continuamente. Es de observar que la fase de recogimiento tiene tanta importancia para el funcionamiento vital del lactante como la tendencia expansiva y dirigida hacia afuera que se ha denominado «outstroke». Podemos compararla con los movimientos de un niño en el columpio. Hay que retroceder para ganar impulso hacia adelante. Y también el «instroke» es necesario para que pueda realizarse la expansión hacia el mundo circundante. Ambos movimientos combinados realizan la capacidad basculante del organismo; la libre movilidad bioenergética se traduce en la permanente oscilación del organismo entre el contacto consigo mismo y el contacto con el mundo exterior.

Los ritmos vegetativos del lactante

En el concepto energético-funcional de Wilhelm Reich reviste papel central el sistema nervioso vegetativo, también llamado autónomo.

«El sistema nervioso vegetativo transmite las variaciones de todas las estructuras y fluidos corporales, controla y coordina las actividades del organismo en un segundo plano que habitualmente no se presenta a nuestra conciencia, influye y modifica la respiración y el latido cardíaco, la digestión y la excreción, es decir prácticamente todos los procesos y los estímulos del organismo, sin exceptuar el sistema inmune.» (Lassek 1997, cf. la nota 2.)

Al sistema nervioso autónomo le corresponde, pues, y según la concepción de Wilhelm Reich, la función de mediador de los flujos bioenergéticos en el organismo.

Clásicamente distinguimos dos aspectos del sistema vegetativo, el simpático y el parasimpático o vago.[4] Estas dos partes del S.N.A. ejercen su acción sobre el conjunto del organismo en sentidos opuestos. Así el simpático predomina siempre que el organismo se encuentra en situaciones de alarma o estrés, que se vivencian subjetivamente como desagradables. Entonces el organismo se retrae del entorno. El vago se manifiesta siempre que predominan la relajación y la regeneración; al excitarse el parasimpático, el organismo se expande hacia el entorno. Los flujos de energías y líquidos del organismo pasan del centro a la periferia, a las capas externas del sistema. Cuando nos sentimos a gusto «irradiamos» felicidad, o se nota que vamos a «reventar de entusiasmo». En dicho estado relajado y placentero los ojos brillan, la piel presenta una coloración lozana y el cuerpo se apoya sobre unos pies bien plantados en el suelo.

En el lactante la alternativa entre la inervación simpática y la vagotónica se manifiesta espectacularmente. ¿Qué ocurre cuando se enfrenta al bebé con una situación angustiosa o dolorosa, percibida como amenazante para la integridad del sistema? Así puede ocurrir, por ejemplo, cuando se le separa de la madre inmediatamente después del parto y durante un tiempo prolongado. El lactante no dispone de mecanismos de defensa para superar la situación de peligro. Primariamente se produce una reacción del simpático, acompañada de sensaciones subjetivas de desagrado y angustia. Las energías vegetativas pasan bruscamente de la periferia a las áreas centrales del organismo. En el neonato separado de la madre observamos aumento de la frecuencia respiratoria, taquicardia y aumento de la tensión. Las pupilas aparecen dilatadas y la piel fría y sudorosa, sobre todo la de las manos y los pies. El bebé está fuera de sí, los gritos se vuelven estridentes, con quiebro de la voz. El cuerpo presenta gran agitación motriz. Por medio de los gritos y los pataleos y aspavientos, el sistema viviente trata desesperadamente de desahogar las energías acumuladas para restablecer la homeostasis o equilibrio básico.

En estas condiciones, la cuestión principal es si las señales de alarma emitidas por el pequeño recibirán o no una respuesta adecuada. Como sucede, por ejemplo, cuando el bebé que grita acusando la separación es devuelto inmediatamente a los brazos protectores de la madre o de otro personaje de referencia adecuado.

El recién nacido inicia enseguida la distensión cuando se siente mecido y oye las palabras de consuelo. El vago determina una apertura de las áreas periféricas del cuerpo. Los capilares se dilatan permitiendo un mayor riego san-

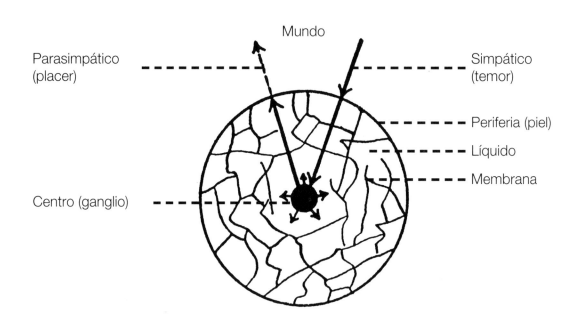

Parasimpático	Simpático
Expansión, dilatación	Contracción
Turgescencia	Deturgescencia
Tensión central baja	Tensión central alta
Abierto	Cerrado
Volcado hacia el mundo	Vuelto hacia sí mismo
Excitación sexual; piel sonrosada y caliente	Miedo, palidez, sudor frío
Corriente del centro a la periferia	Corriente de la periferia al centro
Parasimpaticotonía, Distensión ←——	Procesos vitales oscilan entre ——→ Simpaticotonía tensión fuerte

guíneo. La piel se calienta y toma un color sonrosado. La respiración y los latidos del corazón se tranquilizan y recuperan un ritmo regular. Se reanuda el peristaltismo y escuchamos de nuevo los rumores y borborigmos intestinales. Después de la angustia que ha sufrido el bebé, ahora «aterriza» suavemente sobre el vientre de su madre. Poco a poco va cayendo en un trance sosegado y queda recogido, protegido y seguro.

En el caso normal, el lactante de la especie humana se encuentra en permanente oscilación entre vagotonía y simpaticotonía. El sistema en conjunto va pasando de expandirse hacia el entorno a concentrarse hacia sí mismo. Por tanto, no sería correcto decir que el predominio del parasimpático sea «bueno» ni que sea «malo» el simpático. La inervación simpática es necesaria para que el bebé durante sus fases de vigilia pueda explorar activamente el mundo y estimular comunicaciones por parte de las personas que le rodean. Y también es fundamental para su existencia que las situaciones amenazadoras, no placenteras sino angustiosas o dolorosas puedan ser replicadas con una reacción de «emergencia» de su sistema biológico. Porque son sus gritos desesperados y las demás señales que emite lo que pone sobre aviso a la persona de referencia más próxima, indicándole el estado emocional y físico en que se halla el niño.

Caeríamos en el error contrario si creyéramos que el vago es la componente «buena» del S.N.A. Si prevaleciera siempre la fase de relajación tendríamos falta de tonicidad, fatiga permanente. El bebé que permanece continuamente relajado causa una menguada impresión en su entorno. A su vez, no explora lo que le rodea, tiene un tono físico muy bajo y produce una impresión de somnolencia y falta de actividad.

«Reich define la salud [...] no como la ausencia de limitaciones, de síntomas o de enfermedades del organismo humano o animal, sino como una función de la alternancia entre el sujeto y los mundos interior y exterior, como una dialéctica siempre distinta del organismo consigo mismo y con su entorno.» (Lassek 1997, cf. nota 1.)

El letargo de los vivientes

Hasta aquí hemos postulado, para simplificar, que el bebé consigue recuperar siempre el equilibrio bioenergético. Sin embargo, en la práctica no siempre ocurre así. Observamos con frecuencia que los bebés que han sufrido experiencias fuertemente traumáticas permanecen emocional y físicamente retraídos con respecto a su entorno. A continuación vamos a describir lo que ocurre cuando el bebé víctima de esas experiencias (trauma natal, separación posnatal de la madre, etc.) queda en ese estado de letargo biológico y energético. Este proceso tiene un símil muy elegante en los seres vivos de estructura sencilla, como los unicelulares.[5]

Biológicamente estos organismos están constituidos por un núcleo, un protoplasma y una membrana que delimita la unidad viviente. Bajo el microscopio pueden observarse los finos impulsos del ser unicelular y su actividad constante.

En el medio favorable, los unicelulares se expanden hacia el entorno emitiendo unos brazos de protoplasma, llamados seudópodos. Pero si se les molesta, por ejemplo mediante estímulos mecánicos o químicos, esos seudópodos se retiran bruscamente y el individuo se contrae adoptando una forma esférica. Tiene que transcurrir un rato para que se abra de nuevo hacia el mundo. Si se reiteran esos impulsos negati-

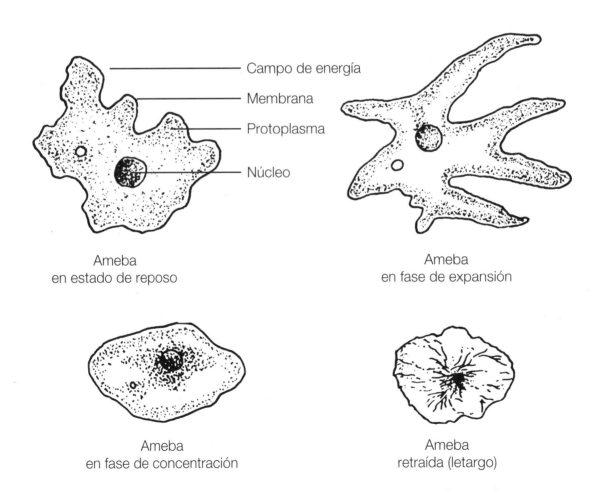

Campo de energía

Membrana

Protoplasma

Núcleo

Ameba
en estado de reposo

Ameba
en fase de expansión

Ameba
en fase de concentración

Ameba
retraída (letargo)

vos, el sistema queda crónicamente en estado retraído, como si se hubiese marchitado. Ha desaparecido la «pulsación de la vida».

En el lactante, aunque su estructura sea infinitamente más compleja, se registran los mismos procesos de flujo plasmático y energético. Cuando el bebé se halla expuesto a influjos negativos reacciona retrayéndose y cerrándose en sí mismo. Predomina la parte simpática del sistema nervioso autónomo. Subjetivamente, las sensaciones que experimenta son de miedo y desagrado. En circunstancias normales el bebé se repone pronto del susto y recupera su equilibrio vegetativo.[6] Pero si la impresión ha sido demasiado abrumadora, o se reitera con asiduidad excesiva y con la misma tonalidad emocional adversa (por ejemplo, la ruptura del contacto con la madre), entonces el sistema queda crónicamente en estado de simpaticotonía y contracción. El bebé ha perdido la facultad de relajarse placenteramente. La retracción bioenergética se manifiesta como pérdida del contacto emocional del bebé con su entorno. En la terminología de Reich, esa pérdida de la pulsación vital del organismo se llama «biopatía» y también «coraza emocional y corporal». Se puede interpretar la biopatía como la afección fundamental del organismo humano. En los lactantes, esa pérdida de la vitalidad emocional y física se revela a través de una serie de síntomas diversos.

Señales físicas de la retracción emocional

Los padres suelen preguntar en qué se conoce cuando el niño está estresado o relajado. Importa subrayar aquí que todo niño vive distintas fases de su desarrollo emocional y corporal, y que algunas veces parecerá fatigado, descontento y muy retraído. Las crisis emocionales son parte integrante de la evolución biológica del neonato. El rasgo decisivo no es si en determinados momentos el bebé parece retraerse del mundo bioenergética y emocionalmente, sino hasta qué punto mantiene la capacidad de abandonar esa contracción para abrirse de nuevo al mundo.

Es por este motivo que la terapéutica bioenergética cuando trabaja con los bebés distingue entre los casos agudos de «acorazamiento» y los crónicos. En lo que sigue vamos a describir algunos rasgos de ambas situaciones, teniendo en cuenta que los síntomas mencionados pueden presentarse en niños completamente sanos, con carácter pasajero. Observamos así que un niño muy estresado apenas busca el contacto visual con los padres; los tejidos estarán en tensión, y las manos y los pies, fríos. Pero tan pronto como él se relaja y consigue descansar, estos signos físicos desaparecen y queda restablecido el equilibrio vegetativo del organismo.

Un rasgo muy espectacular tanto en la retracción aguda como en la crónica es el envaramiento o rigidez general del cuerpo. Se manifiesta sobre todo cuando los bebés han sufrido un espanto intenso (traumas perinatales, separaciones posnatales bruscas, etc.). Se aprecia esta rigidez, sobre todo, en el momento de tomar al bebé en brazos. En el contacto corporal con una persona de referencia, el bebé relajado se deja llevar, se adapta. Es un estado de armonía y entrega confiada. Esta facultad la pierden los bebés que se hallan en estado de retracción simpaticotónica. Estos niños «que tienen el miedo metido en el cuerpo», no descansan en el brazo sino que están tiesos como palos. Cuando se intenta transportarlos envueltos en la manta o toalla puede haber problemas, porque al no amoldarse como los bebés relajados se salen con facilidad y pueden caer.

Otra indicación importante de la retracción emocional del lactante es la inestabilidad del contacto visual. Desde la perspectiva bioenergética, los ojos son la primera zona erógena del organismo recién nacido. En el contacto con el entorno son emisores y receptores bioenergéticos. Pero cuando el lactante se ha retirado emocionalmente, sus ojos dejan de explorar y dejan de absorber el mundo que le rodea. Estos bebés interrumpen el contacto visual con el progenitor cuando la intensidad y la fuerza de ese contacto exceden el nivel de tolerancia de su organismo; vemos entonces que apartan la cabeza, o cierran los ojos por completo.

Un signo típico de estrés agudo o crónico son las manos y los pies fríos y sudorosos. La prevalencia del simpático determina una contracción de los vasos periféricos del organismo. Esta retirada de las energías biológicas hacia el interior del cuerpo determina una insuficiencia del aporte sanguíneo y energético en las zonas periféricas. En el estado de retracción emocional se observa a menudo el enfriamiento de las nalgas y de los órganos genitales.

Otro fenómeno concomitante con la retracción emocional y corporal del bebé son los trastornos del sueño. Es muy frecuente el despertar con sobresalto poco después de haber conciliado el sueño. El bebé despierta con súbito respingo y empieza a gritar, poniendo todo el cuerpo en tensión. Varias veces se repite el ciclo de adormecimiento y despertar sobresaltado, hasta que por fin consiguen dormirse. A menudo dicho sueño es poco profundo y se quiebra con facilidad. Desde el punto de vista vegetativo, el organismo retraído tiene una reacción paradójica al iniciarse la fase de relajación (inervación vagotónica). En vez de ceder y abandonarse al predominio del parasimpático, el organismo se bloquea y cambia bruscamente a la modalidad simpática. En consecuencia, se pone en condiciones de vigilia, de motricidad, de tensión especialmente muscular. A la persona que le acompaña le da la impresión de que el bebé no sabe lo que quiere; en realidad, lo que sucede es que la tensión permanente de su sistema lo ha incapacitado para abandonarse con placer a la apertura de su organismo.

Aspectos bioenergéticos del masaje para bebés

Al principio de este trabajo planteaba la cuestión de cómo era posible que el masaje suscitara cambios tan profundos en el estado del lactante. Ésta es la solución: un masaje administrado con cariño fomenta la expansión y la apertura, es decir el funcionamiento parasimpático del organismo. Por medio de esos contactos cuidadosos se le invita a relajarse y salir del estado de retraimiento. Bastan unas cuantas sesiones para que empecemos a observar cambios notables en el comportamiento psíquico y corporal del lactante.

Conviene subrayar aquí que la calidad de ese contacto corporal es de importancia decisiva para la efectividad del masaje. Cabe distinguir entre contactos fríos y mecánicos, y otros que son afectuosos y profundos. Es necesario que se constituya un vínculo emocional entre el bebé y la persona que le da masaje; sólo así desarrolla el contacto sus efectos placenteros y vagotónicos sobre el bebé. Gracias a esa aproximación se consigue actuar en los planos energéticos más profundos. Y esa movilización del plano vegetativo-energético es preci-

samente lo que no se logra con un contacto rutinario y desprovisto de afectividad.

El rasgo principal que nos indica el comienzo de la reacción de distensión es que los movimientos del bebé van haciéndose más pausados y tranquilos. Lo vemos más centrado, mejor conectado con su propio cuerpo. Los movimientos mismos adquieren una expresión más armoniosa y entregada. Es muy espectacular la desaparición de las tensiones en los tejidos y los músculos del pequeño. Muchas veces observaremos cómo va cediendo la rigidez corporal al cabo de algunas sesiones; finalizado el masaje, el bebé está blando, flexible, y como emocionalmente más cercano.

El bebé «acorazado» es el que se ha refugiado en el interior de su sistema como consecuencia de experiencias dolorosas y/o desagradables. Esta situación y la falta de contacto con el exterior que implica pueden remediarse muy pronto con la administración metódica del masaje. Observamos entonces que el niño recupera su interés por lo que le rodea, observa con curiosidad los objetos animados o inanimados más próximos; a veces también explora las reacciones del propio cuerpo. Si antes le veíamos muy limitado en su capacidad de asimilación sensorial y concentración, cuando se inicia la reacción de relajación durante el masaje observamos cómo se abren los canales de los sentidos infantiles y el bebé empieza a incorporarse el mundo que le rodea.

La señal más inequívoca de que esto ocurre es que reanuda con placer el contacto visual que quizá venía evitando desde hacía semanas. El cambio es tan notable que muchas veces sorprende a los padres como si hubiesen presenciado un número de magia. En efecto, el masaje para niños abre el flujo de energía en dirección a los ojos; cuando se pone en marcha este proceso, vemos que los bebés se ponen a mirar fijamente alguno de los objetos que los rodean, o que «coquetean» con la persona de referencia. La movilización causada por el contacto corporal es totalmente libre; algunos bebés se abren espontáneamente hacia el exterior y buscan la interacción con el oponente. Los que tenían dificultad para dirigir la atención hacia el propio cuerpo, los que se distraían con rapidez y reaccionaban «fuera de sí» reaccionan, en cambio, centrándose y volviendo hacia dentro las energías biológicas.

En realidad, la eficacia preventiva y terapéutica del masaje para bebés estriba en estimular la pulsación biológica del pequeño. Para volver al símil inicial, no importa si éste se columpia hacia delante o hacia atrás, lo fundamental es que se columpie.

Recapitulación

El modelo bioenergético salud-enfermedad según Wilhelm Reich nos ha permitido determinar con mayor exactitud qué es un bebé vivo y sano. Por nuestra experiencia profesional sabemos que el «acorazamiento» emocional y corporal de los niños de corta edad es excesivamente frecuente. Y aunque precisamente la pediatría moderna se halla en trance de revolucionar la concepción que teníamos de los lactantes, en cambio la puericultura en lo que tiene de doctrina del cuidado cotidiano todavía está en mantillas. Muchas de las formas tradicionales por más bienintencionadas que fuesen contradicen las necesidades biológicas del individuo humano recién nacido. La aparición tan prematura de una coraza emocional expresa el mucho sufrimiento y la inseguridad que caben en esos pequeños seres. Es la expresión estructural de que durante o después del nacimiento no han visto satisfechas sus necesidades de protección, abrigo y calor.

El efecto positivo de un masaje regular y administrado con cariño consiste en la devolución de lo que por derecho pertenece al bebé, que es precisamente esa experiencia del amor, la protección y el abrigo.

Notas

1. Heiko Lassek, *Orgontherapie: Ein Handbuch der Energiemedizin*, Munich 1997, p. 32.
2. Reich, Wilhelm, *Die frühen Schriften*, Frankfurt-Main 1985.
3. Davis, W., «Die Arbeit mit dem Instroke», en el boletín *Ströme: Rundbrief für Reichianische Körperarbeit*, Berlín 1988.
4. Buhl, H., «Gesundheit, Krankheit, Körpertherapie», en *Emotion* n.º 11, Berlín, pp. 94-125.
5. Cf. Baker, E.E., *Der Mensch in der Falle*, Munich 1980, pp. 27 y ss.
6. Reich, Wilhelm, *Ausgewählte Schriften: Eine Einführung in die Ergonomie*, Colonia 1976, pp. 138 y ss.

Thomas Harms, nacido en 1965, tiene consulta profesional de psicólogo y fisio-psicoterapeuta en Bremen y pertenece al claustro de la Universidad de Bremen, departamento de ciencias humanas y de la salud. Fundó el primer ambulatorio neonatal de Berlín y actualmente dirige el de Bremen. Son temas principales de sus trabajos la superación de las crisis posnatales, las situaciones de emergencia emocional después del nacimiento y las terapias fisiológicas para bebés traumatizados antes, durante o después del parto (prematuros, niños nacidos por cesárea, etc.). En el desarrollo de su concepto bioenergético ha seguido las enseñanzas del fisiopsicoterapeuta Will Davis y de la doctora Eva Reich.

MANUALES PARA LA SALUD

Títulos publicados:

OTROS LIBROS DE EDICIONES ONIRO
PARA POTENCIAR EL BIENESTAR DE TU HIJO

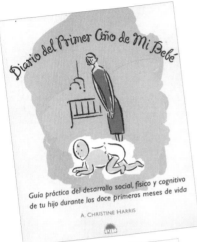

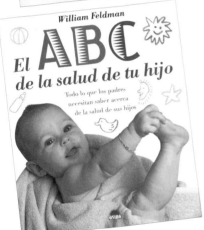

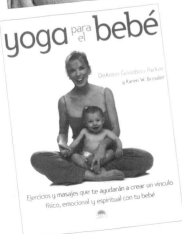

DIARIO DEL PRIMER AÑO DE MI BEBÉ
*Guía práctica del desarrollo social, físico y cognitivo
de tu hijo durante los doce primeros meses de vida*
HARRIS, A. C.

224 páginas
Formato: 19,5 x 24,5 cm
Libros singulares

REMEDIOS NATURALES PARA LA SALUD
DEL BEBÉ Y EL NIÑO
ROMM, A. J.

304 páginas
Formato: 17 x 24 cm
Manuales para la salud 2

LA LACTANCIA NATURAL
*Guía práctica sobre la mejor manera
de amamantar a tu bebé*
LOTHROP, H.

304 páginas
Formato: 17 x 24 cm
Manuales para la salud 5

EL ABC DE LA SALUD DE TU HIJO
*Todo lo que los padres necesitan saber
acerca de la salud de sus hijos*
FELDMAN, W.

264 páginas
Formato: 19 x 22,8 cm
El niño y su mundo 15

YOGA PARA EL BEBÉ
*Ejercicios y masajes que te ayudarán a crear un vínculo
físico, emocional y espiritual con tu bebé*
DEANSIN GOODSON PARKER Y KAREN W. BRESSLER

192 páginas
Formato: 19,5 x 24,5 cm
Manuales para la salud 7

DE PRÓXIMA PUBLICACIÓN:

YOGA PARA NIÑOS
*Ejercicios y técnicas que ayudarán a tu hijo
a alcanzar la armonía física y mental*
STELLA WELLER